Chris Niebauer

Kein Ich, kein Problem

Chris Niebauer

KEIN ICH, KEIN PROBLEM

Was Buddha schon wusste und die Neuropsychologie heute bestätigt

Aus dem Englischen von Astrid Ogbeiwi

VAK Verlags GmbH
Kirchzarten bei Freiburg

Titel der amerikanischen Originalausgabe:
No Self, No Problem

ISBN 978-1-938289-97-2
Published by arrangement with Hierophant Publishing

Bibliografische Information der Deutschen Nationalbibliothek
Die Deutsche Nationalbibliothek verzeichnet diese Publikation in der Deutschen Nationalbibliografie; detaillierte bibliografische Daten sind im Internet über http://dnb.d-nb.de abrufbar.

VAK Verlags GmbH
Eschbachstraße 5
79199 Kirchzarten
Deutschland
info@vakverlag.de
www.vakverlag.de

4. Auflage 2026

Übersetzung: Astrid Ogbeiwi
Lektorat: Irene Klasen
Illustrationen: Garylarts; Abb. S. 68 © s_buckley / shutterstock
Layout & Satz: de·te·pe, Aalen
Cover: Guter Punkt, München unter Verwendung des Coverdesigns der Originalausgabe von Emma Smith
Coverabbildungen: Gehirn © Eli Deitch / shutterstock;
Buddha © Mirinae / shutterstock
Druck: Friedrich Pustet GmbH & Co. KG, Regensburg
Printed in Germany
ISBN 978-3-86731-240-0

INHALT

ANHANG

Der steht mit seinem Selbst im Bund,
der sich aus eigener Kraft besiegt;
in Feindschaft lebt mit seinem Selbst,
wer seinen Trieben unterliegt.

(aus: Bhagavadgita, Das Lied der Gottheit, Sechster Gesang, Vers 6 in der Übersetzung aus dem Sanskrit von Robert Boxberger)

VORWORT

Mein Interesse an der Psychologie und den Mechanismen menschlichen Denkens und Empfindens setzte nach dem Tod meines Vaters ein, als ich zwanzig Jahre alt war. Die Auswirkungen dieses Ereignisses waren tiefgreifend, und das tiefe Leid, das ich erfuhr, veranlasste mich, die Funktionsweise des menschlichen Geistes zu studieren, mit dem Ziel, mir selbst und anderen zu helfen. Wenn es einen Weg in dieses Durcheinander hinein gibt, muss es auch wieder einen Weg heraus geben, glaubte ich, und den wollte ich finden. Damals war man praktisch einhellig der Auffassung, die Geheimnisse von Denken und Empfinden seien im Gehirn zu finden. Über das Wesen der Beziehung zwischen Gehirn und Geist debattiert die Menschheit seit Langem, und ich sehe dies folgendermaßen: Das Gehirn ist das Subjekt und der Geist ist das Verb, oder wie der Kognitionswissenschaftler Marvin Minsky sagt: „Der Geist ist das, was das Gehirn tut."

Damals versuchten Viele herauszufinden, wie der Geist durch das Gehirn funktioniert. Tatsächlich wurde dieses Thema so populär, dass der US-Kongress die 1990er Jahre zur „Dekade des Gehirns" erklärt hat. Überzeugt, dies könne ein vielversprechender Ausweg aus seelischem Leid sein, schloss ich 1996 ein Promotionsstudium in kognitiver Neuropsychologie ab.

Neuropsychologie ist die Erforschung der Architektur des Gehirns und der Frage, in welchem Bezug diese Architektur zu unserem Welterleben steht, insbesondere zu unserem Denken und dem daraus resultierenden Verhalten. Der Neuropsychologie ist es gelungen, bestimmte Prozesse in bestimmten Hirnarealen zu verorten. Vom Erkennen von Gesichtern bis zur Empathie kann die Neuropsychologie heute bestimmte Prozesse und Hirnfunktionen bestimmten Orten in der neuronalen Landschaft zuordnen.

Zum Zeitpunkt des Todes meines Vaters war mir dies alles natürlich herzlich egal. Ich wusste nur, dass ich litt, und ich hoffte, dass das Geheimnis, wie dieses Leiden zu beenden oder zumindest zu verstehen sei, in den Hirnfunktionen zu finden wäre. Doch trotz zahlloser Stunden im Hörsaal fand ich auf diese Frage keine wirkliche Antwort.

Daher wandte ich mich den östlichen Lehren zu, und hier fand ich mit der Zeit, was meinem Empfinden nach dem klassischen psychologischen Ansatz fehlt. Außerdem stellte ich verblüffende Parallelen zwischen bestimmten wissenschaftlichen Erkenntnissen über das Gehirn und Ideen fest, die in Buddhismus, Taoismus und anderen östlichen Denkschulen zum Ausdruck kamen. Während der Forschungen für meine Abschlussarbeit in einem Labor, in dem die Unterschiede zwischen linker und rechter Hirnhälfte untersucht wurden, „splittete" ich meine Zeit entsprechend den unterschiedlichen Bedürfnissen dieser beiden Hälften: Zwischen meinem Alltag als Student der Naturwissenschaften für meine linke Hirnhälfte und Wochenend-Seminaren in östlicher Philosophie, die meiner rechten Hirnhälfte Erfüllung zu schenken schienen.

Im Graduiertenstudium staunte ich über den Wandel, der auf dem Gebiet der Physik stattgefunden hatte.[1] Mehreren Wissenschaftlern waren die Ähnlichkeiten zwischen den Entdeckungen der Quantenmechanik und den Lehren des Ostens aufgefallen. Ich weiß noch, wie ich ins Sprechzimmer eines Professors stürmte und mit der Freude eines Kindes an Weihnachten verkündete, die neueren Erkenntnisse der Physik bestätigten, was im Osten schon vor langer Zeit gelehrt worden sei. Zu meiner großen Enttäuschung erklärte mir der Professor rundheraus, es gebe keinen Weihnachtsmann; die Ähnlichkeiten in den neuen Erkenntnissen führte er auf bloßen Zufall zurück.

Trotz seiner Ablehnung gab ich die Hoffnung nie auf, dass eines Tages eine Verbindung zwischen Neurowissenschaft und östlicher Denkweise hergestellt werden würde. Noch Ende der 1990er Jahre hätte ich gewettet, dass ich einer von ganz wenigen Professoren war, die ein Seminar über Zen und Gehirn anboten. Doch nur wenige Jahre später wurde der Dalai Lama als Hauptredner zu einer bedeutenden neurowissenschaftlichen Konferenz eingeladen, und heute ist die Auffassung, dass Neurowissenschaften und östliche Philosophie einander ergänzen können, praktisch eine eigene Wissenschaftsgattung.[2]

Mittlerweile sind die vielen positiven Effekte östlicher Praktiken wissenschaftlich gut dokumentiert. Nehmen wir nur einmal die Meditation, die, wie wir heute wissen, die Aufmerksamkeit verbessert.[3] Die Neurowissenschaftlerin Sara Lazar von der Universität Harvard hat nachgewiesen, dass Meditierende einen dickeren Cortex haben – die Großhirnrinde ist jener Teil des Gehirns, der auf komplexe Entscheidungsfindung spezialisiert ist. Diese faltige äußere

Hirnschicht besteht aus Neuronen, also informationsverarbeitenden Nervenzellen. Es gilt als gesichert, dass der Cortex mit zunehmendem Alter schrumpft; Lazar stellte jedoch fest, dass regelmäßige Meditation eine so tiefgreifende Wirkung auf den Cortex entfaltet, dass fünfzigjährige Meditierende einen präfrontalen Cortex aufweisen, der wie die Hirnrinde von Fünfundzwanzigjährigen aussieht. Schon ein achtwöchiger Kurs in achtsamkeitsbasierter Stressreduktion zeigte signifikante Auswirkungen auf das Gehirn. Die Teilnehmerinnen und Teilnehmer am Achtsamkeitsprogramm hatten eine kleinere Amygdala – das aggressive Gebiet des Gehirns, das auf Stress anspricht – und einen größeren temporoparietalen Übergang (fachsprachlich *temporoparietal junction*, TPJ), eine Hirnregion, die mit Empathie und Mitgefühl verbunden wird.[4]

Ähnlich erstaunliche Effekte wurden bei Tai-Chi, einer Art Bewegungsmeditation, festgestellt. Die vielversprechenden Wirkungen von Tai-Chi reichen vom Körperlichen (zum Beispiel niedrigerer Blutdruck) bis zum Geistigen (verbesserte kognitive Funktionen).[5] Die uralte hinduistische Yoga-Praxis hat ähnliche Ergebnisse erbracht.[6] So hat zum Beispiel Dr. Chantal Villemure, Wissenschaftlerin am *National Center for Complementary and Alternative Medicine* in Bethesda, Maryland, herausgefunden, dass bestimmte Bereiche des Cortex bei Yoga-Praktizierenden größer sind.[7] Diese Forschung hat sogar Untersuchungsergebnisse bestätigt, wonach das Hirnareal, in dem Erinnerungen gespeichert werden – der Hippocampus – bei Menschen, die Yoga machen, größer ist.

David Creswell von der *Carnegie Mellon University* hat nachgewiesen, dass ein nur dreitätiges Achtsamkeits-Retreat das

Gehirn verändern und Entzündungen verringern kann.[8] Bei den Teilnehmenden in der Achtsamkeitsgruppe sank der Wert eines Entzündungsmarkers, der mit Erkrankungen wie Diabetes, Arthritis und Krebs einhergeht. Tatsächlich findet man nur schwer Forschungsergebnisse, die aufzeigen, dass mit der Anwendung dieser uralten Künste aus dem Osten ein negativer – oder auch überhaupt kein – Effekt verbunden wäre.

Diese Studien sind wunderbar informativ, doch ich glaube, die vielen im Westen durchgeführten Forschungen weisen noch auf etwas hin, das tiefer greift als die körperlichen und psychischen Vorteile der Anwendung östlicher Praktiken. Zum ersten Mal in der Geschichte stützen die Untersuchungsergebnisse westlicher Wissenschaftler – in vielen Fällen unbeabsichtigt – eine der grundlegendsten Erkenntnisse des Ostens: dass das individuelle Ich eher einer fiktionalen Figur als einer realen Sache gleicht.

Mit anderen Worten, dass das Ich, das wir zu kennen glauben, *nicht real* ist.

Noch verstehen wir nicht die ganze Tragweite dieser Studien oder ihre Auswirkungen auf westliche Vorstellungen vom Menschsein. Eben jenem Prozess möchte sich dieses Buch widmen, indem es diese Studien untersucht, ihre Bedeutung abwägt und erkennt, was sie von uns fordern.

EINFÜHRUNG

Hör auf zu denken – und beende deine Probleme.

Laotse, Tao te King (nach der Übersetzung von Stephen Mitchell)

Wer sind wir? Warum sind wir hier? Warum leiden wir?

Mit diesen Fragen ringt der Mensch seit undenklichen Zeiten. Philosophen, geistliche Oberhäupter, Wissenschaftler und Künstler, alle haben ihre Meinung dazu beigetragen. Das Beste, was der westlichen Philosophie als Antwort auf diese Frage einfällt ist, dass das *Denken* das definierende Merkmal des Menschseins sei. Es gibt kein prägnanteres Beispiel dafür als den berühmten Satz des Philosophen René Descartes: *Cogito, ergo sum* oder „Ich denke, also bin ich".

Diese Ehrfurcht vor dem Denken steht in scharfem Kontrast zu den Grundsätzen östlicher Philosophie, wie man sie in Buddhismus, Taoismus und bestimmten Schulen des Hinduismus findet. Diese Traditionen vertreten im besten Fall ein Misstrauen gegenüber dem denkenden Verstand; oft gehen sie noch weiter und stellen fest, dass der denkende Verstand eher Teil des Problems als der Lösung ist.

Aus dem Zen-Buddhismus stammt der Satz: „Kein Gedanke, kein Problem".

Das gehirngesteuerte Individuum, das abwechselnd als Selbst, Ego, Verstand oder Ich bezeichnet wird, steht im Mittelpunkt westlichen Denkens. Im Weltbild des Westens sehen wir die größten Denker als Weltveränderer. Aber wer ist das? Werfen wir einen genaueren Blick auf den Denkenden oder das Ich, das wir alle für selbstverständlich halten. Seine Definition ist entscheidend für unsere gesamte Diskussion.

Dieses „Ich" ist meist das erste, was uns einfällt, wenn wir darüber nachdenken, wer wir sind. Das „Ich" steht für unsere Idee vom Individuum, es ist das, was zwischen unseren Ohren und hinter unseren Augen sitzt und den Körper „lenkt" wie ein Pilot. Dieser „Pilot" hat das Sagen, er verändert sich nicht sonderlich, und es kommt uns so vor, als sei er das, was unsere Gedanken und Gefühle lebendig macht. Er beobachtet, trifft Entscheidungen und führt Handlungen aus – genau wie der Pilot oder die Pilotin eines Flugzeugs.

Dieses Ich halten wir für unser wahres Selbst, und eben dieses individuelle Ich erlebt und lenkt unsere Gedanken, Gefühle und Taten. Das Piloten-Ich glaubt, dass es den Laden schmeißt. Es ist stabil und beständig. Außerdem steuert es unseren physischen Körper; zum Beispiel denkt dieses Ich, dies ist „mein Körper". Doch im Gegensatz zu unserem physischen Körper nimmt es sich nicht als veränderlich und endlich wahr (außer bei Atheisten mit dem körperlichen Tod) und glaubt auch nicht, dass es von etwas anderem als sich selbst beeinflusst werden kann.

Wenden wir uns nun dem Osten zu. Buddhismus, Taoismus, das hinduistische Advaita Vedanta und andere östliche Denkschulen haben eine deutlich abweichende Sicht des Ichs. Sie sagen, die Idee vom Ich sei eine Fiktion, wenngleich eine sehr überzeugende. Im Buddhismus gibt es ein Wort für diese Vorstellung - *anatta*, was oft mit „Nicht-Selbst" übersetzt wird - eine der grundlegendsten Lehren des Buddhismus, wenn nicht gar die wichtigste überhaupt.

Für alle, die im westlichen Denken geschult sind, klingt diese Idee radikal, ja unsinnig. Sie scheint unserer alltäglichen Erfahrung, sogar unserem gesamten Daseinsgefühl zu widersprechen.

Dieses Buch wird sich mit aussagekräftigen Belegen dafür auseinandersetzen, dass die Vorstellung vom Ich lediglich ein Konstrukt unseres Denkens ist und kein physisches Etwas, das sich irgendwo im Gehirn befindet. Anders ausgedrückt: Der Denkprozess erschafft das Ich, anstatt dass es ein Ich mit einer eigenständigen, vom Denken unabhängigen Existenz gäbe. Das Ich ähnelt eher einem Verb als einem Substantiv. Um noch einen Schritt weiterzugehen: Dies besagt, dass das Ich ohne Denken tatsächlich gar nicht existiert. Es ist, als ob die moderne Neurowissenschaft und Psychologie gerade erst zu dem aufschließen, was Buddhismus, Taoismus und Advaita Vedanta seit über zweieinhalbtausend Jahren lehren.

Dies mag schwierig zu begreifen sein, hauptsächlich weil wir den *Prozess* des Denkens sehr lange fälschlicherweise als ureigentliche *Sache* verstanden haben. Es wird einige Zeit dauern, bis wir die Idee vom Ich als bloße Idee und nicht als Tatsache erkennen können. Ihr illusionäres Ich –

die Stimme in Ihrem Kopf – ist sehr überzeugend. Es erzählt die Welt, bestimmt Ihre Überzeugungen, lässt Ihre Erinnerungen vor Ihnen ablaufen, identifiziert sich mit Ihrem physischen Körper, fabriziert Ihre Vorstellungen von möglichen künftigen Ereignissen und erzeugt Ihre Urteile über die Vergangenheit. Dieses Ich-Erleben verspüren wir vom Morgen, wenn wir die Augen aufschlagen, bis zum Abend, wenn wir sie wieder schließen. Es erscheint hochwichtig, deshalb sind die Menschen oft schockiert, wenn ich sage, dass es dieses Ich nach meinen Erkenntnissen als Neuropsychologe schlicht nicht gibt – zumindest nicht in der Form, wie wir *denken*.

Für diejenigen, die sich bereits mit östlichen Religionen und philosophischen Bewegungen beschäftigt haben, kommt dies hingegen wenig überraschend, denn alle vertreten als Grundprämisse die Idee, dass es das Ich so, wie wir es uns üblicherweise vorstellen, nicht gibt. Wenn dies stimmt, was bleibt dann noch, könnte man fragen. Es lohnt sich unbedingt, über diese Frage nachzudenken, und wir werden uns ihr später auch noch zuwenden – nachdem wir uns der Idee des „Nicht-Selbst“ von der Seite wissenschaftlicher Erkenntnisse her genähert haben, die auf die Irrealität des Ichs und möglicherweise auf ein anderes Bewusstseinsmodell hindeuten.

Wie ich bereits im Vorwort erwähnt habe, besteht die große Erfolgsgeschichte der Neurowissenschaften in der Kartierung des Gehirns. Wir können das Sprachzentrum verorten, das Gesichtserkennungszentrum und das Zentrum für das Verständnis der Gefühle anderer. Praktisch jede Geistesfunktion konnte auf dem Gehirn abgebildet werden, mit einer wichtigen Ausnahme: dem Ich. Zwar haben Neurowissenschaftler verschiedentlich behauptet, das Ich sitze an diesem oder jenem neuronalen Ort, doch wo genau es zu finden sein soll, darüber ist man sich in der wissenschaftlichen Gemeinschaft nicht gerade einig – noch nicht einmal darüber, ob es in der linken oder rechten Hirnhälfte zu verorten ist.[9] Vielleicht können wir das Ich im Gehirn deshalb nicht finden, weil es dort *nicht ist.*

Doch selbst wenn wir als zutreffend anerkennen, dass es kein Ich gibt, können wir nicht bestreiten, dass es immer noch eine sehr starke *Vorstellung* vom Ich gibt. Zwar ist es der Neuropsychologie nicht gelungen, den Sitz des Ichs zu finden, aber sie konnte den Teil des Gehirns bestimmen, der die Vorstellung vom Ich erzeugt – und mit diesem Teil werden wir uns eingehend beschäftigen.

Warum ist dies überhaupt wichtig? Ganz ähnlich wie ich nach dem Tod meines Vaters in tiefem Leid versank, erfahren wir alle im Leben sehr viel seelischen Schmerz, Kummer und Enttäuschung. Die Stimme in unserem Kopf für etwas real Existierendes zu halten und sie „Ich" zu nennen, bringt uns in Konflikt mit den neuropsychologischen Beweisen, die zeigen, dass es dieses Etwas nicht gibt. Dieser Fehler – das illusorische Ich-Erleben – ist die wichtigste Ursache unseres seelischen Leids. Mehr noch, ich behaupte, er versperrt den Zugang zu dem ewigen, umfassenden Strang universellen Bewusstseins, der uns immer zur Verfügung steht.

Um es ganz klar zu sagen: Seelisches Leid ist etwas anderes als körperlicher Schmerz. *Schmerz* tritt im Körper auf und ist eine physische Reaktion – etwa, wenn man sich den Zeh anstößt oder den Arm bricht. Das *Leid*, von dem ich spreche, tritt ausschließlich in der Psyche auf und beschreibt Dinge wie Sorgen, Wut, Angst, Reue, Eifersucht, Scham und eine Unmenge weiterer negativer Gefühlszustände.

Ich weiß, dass ich den Mund sehr voll nehme, wenn ich behaupte, alle diese Formen des Leids seien die Folge eines fiktiven Ich-Erlebens. Den Kern dieser Idee bringt einstweilen der taoistische Philosoph Wei Wu Wei treffend auf den Punkt, wenn er schreibt: „Warum bist du unglücklich? Weil 99,9 Prozent von allem, was du denkst und was du tust, sich um dein Selbst dreht – und da ist keins."[10]

Der Aufbau dieses Buches

Zu Beginn werfen wir einen Blick aufs Gehirn, seine linke und rechte Hälfte und seine Auswirkung auf Kognition und Verhalten des Menschen.[11] Gewiss gibt es auch andere Systematiken, nach denen sich das Gehirn unterteilen und strukturieren lässt, und die wichtig sind für den Kognitionsprozess, etwa die bereits im Vorwort erwähnten Areale Hippocampus und präfrontaler Cortex. Mein Ziel ist es aber, dieses Thema für jedermann verständlich und erfahrbar zu machen. Der Einfachheit halber werden wir deshalb zumeist von linker und rechter Hirnhälfte und deren Einfluss auf unser Denken und Verhalten sprechen.

Zunächst will ich die Ansicht erklären, wonach die linke Hirnhälfte die interpretierende oder Geschichten erzählende Instanz ist. Mustererkennung, Sprache, Kartierung und Kategorisierung – all dies sitzt in der linken Hirnhälfte, und die Indizien legen nahe, dass genau diese Funktionstypen im Verbund miteinander zum Erleben eines Ichs und der felsenfesten Überzeugung führen, dieses sei absolut wahr. Wir werden der Frage nachgehen, inwiefern die einzigartigen Funktionen der linken Hirnhälfte nicht nur das Ich-Erleben erzeugen, sondern auch die Erklärung dafür liefern, warum es so schwierig ist, diese Illusion zu durchschauen, und warum dieses Empfinden im menschlichen Dasein so viel Leid erzeugt.

Sobald wir verstanden haben, wie die linke Hirnhälfte funktioniert, werfen wir einen genaueren Blick auf die rechte Hirnhälfte und ihre Funktionen, darunter Dinge wie Sinnfindung, unsere Fähigkeit, Vorstellungen vom großen Ganzen zu entwickeln und zu verstehen, Kreativität zum Ausdruck zu bringen, Gefühle zu erleben und räumliche Informationen zu verarbeiten. Alle diese Funktionen sind auf die rechte Hirnhälfte angewiesen. Nachdem wir beide Hirnhälften und die mit ihnen verbundenen Prozesse angeschaut haben, werde ich Überlegungen darüber anstellen, was diese Informationen für das Bewusstsein bedeuten, und inwiefern sie über die Ich-Illusion hinaus auf das Geheimnis hindeuten könnten, wer wir wirklich sind.

Am Ende jedes Kapitels befindet sich ein Abschnitt mit dem Titel „Erkundungen". Dabei handelt es sich um Übungen oder Gedankenexperimente, die die Möglichkeit zu einem vertieften, praktischen Verständnis der besprochenen Ideen bieten. Diese Erkundungen sollen es Ihnen ermöglichen, sich den zentralen Ideen des Buches auf eine völlig neuartige und spannende Weise zu nähern, die über bloßes Nachdenken hinausgeht.

Was wir hier besprechen wird zeigen, dass neurowissenschaftliche und psychologische Studien dringend nahelegen, was östliche Philosophien seit Jahrtausenden sagen – dass nämlich dieses Konzept des „Ich“ oder des „Selbst“, das Viele für selbstverständlich halten, nicht in der Form existiert, wie wir glauben. Vielleicht ist Ihnen diese Idee neu, und bevor wir anfangen, möchte ich klarmachen, dass ich nicht lediglich versuchen will, Sie davon zu überzeugen, dass Ihr Ich eine Illusion ist, indem ich Sie mit Unmengen von Forschungsergebnissen überschütte. Vielmehr möchte ich Sie zu neuen Erfahrungen führen und Ihnen Wege zur Nutzung anderer Hirnareale eröffnen, damit Sie für sich selbst herausfinden können, ob dies alles zutrifft oder nicht. Einstein sagte, man könne ein Problem nicht auf derselben gedanklichen Ebene lösen, die es geschaffen hat. In diesem Sinne kann man das von der linken Hirnhälfte erzeugte Ich-Erleben nicht dadurch enthüllen, dass man es mit noch mehr Denken aus der linken Hirnhälfte heraus bearbeitet. Mein Wunsch ist es, Ihr Bewusstsein dazu zu bringen, dass es Ihre Erfahrungen anders betrachtet, und Ihnen dadurch zu ermöglichen, über das Denken der linken Hirnhälfte hinauszugelangen. Ich bin überzeugt, dass dies, genau wie bei mir, Ihr seelisches Leid deutlich verringern kann.

Wie heißt es doch in einem uralten Zen-Axiom: „Kein Ich, kein Problem.“

KAPITEL 1

DARF ICH VORSTELLEN: DIE INTERPRETIERENDE INSTANZ – EINE ZUFÄLLIGE ENTDECKUNG

Das Gehirn atmet Denken wie die Lunge Luft atmet.

Huston Smith

In den 1960er Jahren führte Dr. Michael Gazzaniga als Teil einer Gruppe von Wissenschaftlern einige der interessantesten und experimentellsten Gehirnoperationen der Geschichte durch. Diese Experimente zeigten nicht nur, dass die linke und die rechte Hirnhälfte für unterschiedliche Funktionen zuständig sind, sondern sie legten unbeabsichtigt auch die Grundlagen für die Idee, dass das Ich nicht in der Form existiert, wie wir es annehmen. Gazzaniga selbst äußerte sich später sehr deutlich zu diesem Thema, ließ er doch sein 1998 erschienenes Buch *The Left-Brain Interpreter* mit einem Kapitel unter der Überschrift „Das fiktive Ich" beginnen.

Darin führt er eine vernichtende Anklage gegen etwas, das uns völlig selbstverständlich erscheint. Der Gedanke, das Ich könnte fiktiv sein, ist für uns womöglich etwa so wie für unsere fernen Vorfahren die Erkenntnis, dass die Erde keine Scheibe ist. Beide Behauptungen scheinen unserer eigenen Erfahrung zu widersprechen. Doch die Idee, das Ich sei fiktiv, ist nicht neu – Buddha hat dies schon vor über 2500 Jahren gesagt, und sie findet sich im Tao-Te-King, der grundlegenden Schrift des Taoismus, die ebenfalls vor mehr als zweieinhalb Jahrtausenden verfasst worden ist, sowie in den Schriften verschiedener hinduistischer Schulen, etwa des Advaita Vedanta.

Haben Neurowissenschaft und Psychologie durch das Werk von Gazzaniga und anderen nun möglicherweise unabsichtlich bewiesen, was diese östlichen philosophischen Traditionen bereits vor Jahrhunderten festgestellt haben? Wenn wir uns gleich daranmachen, diese Frage zu beantworten, werde ich Ihnen Übungen an die Hand geben, damit Sie selbst erfahren können, ob diese Erkenntnisse zutreffend sind oder nicht. Die gute Nachricht ist, dass Sie dazu – im Gegensatz zu Gazzanigas Patienten – keinerlei Hirnoperation benötigen.

Bevor wir fortfahren, sollten wir unbedingt im Grundsatz verstanden haben, wie das Gehirn funktioniert und worin Gazzanigas revolutionäre Entdeckungen bestehen.

Der interessanteste Aspekt des Gehirns ist zugleich der offensichtlichste: Das Gehirn besteht aus zwei spiegelbildlichen Hälften, die durch einen dicken Faserstrang, das sogenannte Corpus callosum oder den Hirnbalken, miteinander verbunden sind. In den 1960ern hat man im Zuge von

Forschungen zur Linderung schwerer Fälle von Epilepsie diese 800 Millionen Nervenfasern durchtrennt, da man annahm, das Anfallsgeschehen gehe über den Hirnbalken von der einen Hirnhälfte auf die andere über und verstärke dadurch die Schwere der Anfälle. Die Ärzte Roger Sperry und Michael Gazzaniga glaubten, durch die Durchtrennung der Verbindung zwischen den beiden Hirnhälften ließen sich die Anfälle besser kontrollieren. Sie hatten recht, und 1981 erhielt Sperry für seine Arbeit den Nobelpreis.

Zwar ist jede Hirnhälfte auf bestimmte Aufgabentypen spezialisiert, dennoch stehen beide normalerweise in ständigem Austausch. Kappte man nun die Verbindung, wurde es möglich, die Aufgaben jeder Hirnhälfte gesondert zu untersuchen. Bis zur Möglichkeit der Unterbrechung dieser Verbindung waren die Wissenschaftler zum Beispiel auf Schädigungen am Gehirn oder indirekte Methoden angewiesen gewesen, um Unterschiede zwischen linker und rechter Hirnhälfte untersuchen zu können. Da die Hirnhälften bei den Epilepsie-Patienten jedoch voneinander getrennt worden waren, konnten die Wissenschaftler jede für sich untersuchen und Erkenntnisse über die funktionalen Unterschiede zwischen linker und rechter Hirnhälfte gewinnen. Die Patienten wurden als Split Brain-Patienten bezeichnet, also Patienten mit geteiltem Gehirn.

Zum Verständnis dieser Forschung muss man wissen, dass der Körper über Kreuz verschaltet ist, das heißt, alle eingehenden und ausgehenden Informationen von der rechten Körperhälfte wechseln die Seite und werden von der linken Hirnhälfte verarbeitet, und umgekehrt. Dieser Seitenwechsel gilt auch für das Sehen, sodass also die linke Hälfte unseres Gesichtsfelds an die rechte Hirnhälfte weitergeleitet wird und umgekehrt. Auch dies wurde erst durch die Split-Brain-Patienten erkennbar. Die Forschung mit diesen Personen hat zu einer der wichtigsten Entdeckungen über die linke Hirnhälfte geführt – zu einer Entdeckung, die in ihrer ganzen Tragweite von der modernen Psychologie und einer breiten Öffentlichkeit erst noch erfasst werden muss.

Gazzaniga fand heraus, dass die linke Hirnhälfte Erklärungen und Gründe erschafft, um dem Geschehen um sich herum einen Sinn zu geben.[12] Sie agiert als „interpretierende Instanz", als Deuterin der Wirklichkeit. Darüber hinaus stellte Gazzaniga fest, dass diese interpretierende Instanz häufig vollkommen *falsch lag*. Diese Entdeckung hätte die Welt erschüttern sollen, aber die meisten Menschen haben bis heute noch nicht einmal davon gehört. Um besser zu verstehen, wie das geteilte Gehirn funktioniert, wollen wir einige Studien und ihre Ergebnisse etwas näher betrachten.

Die klassischen Studien

In einer von Gazzanigas frühen Studien wurde einem Split-Brain-Patienten ein Bild von einer Hühnerkralle so gezeigt, dass es nur für die linke Hirnhälfte wahrnehmbar war, und ein Schneebild so, dass nur die rechte Hirnhälfte es bemerken konnte. Anschließend wurden dem Patienten mehrere Bilder so gezeigt, dass sie gleichzeitig für beide Hirnhälften wahrnehmbar waren, und er wurde gebeten, jeweils das Bild auszuwählen, das im engsten Zusammenhang mit dem ursprünglichen Bild stand. Beide Hirnhälften konnten die

Aufgabe perfekt lösen. Die rechte Hirnhälfte zeigte (mithilfe der linken Hand) auf das Bild einer Schneeschaufel, die linke Hirnhälfte wies (mithilfe der rechten Hand) auf das Bild eines Huhns. Dann wurde es interessanter.

Der Leiter des Experiments stellte dem Patienten eine einfache Frage: „Warum zeigt Ihre linke Hand auf eine Schneeschaufel?“ Bedenken Sie, dass der Versuchsleiter bei dem Split-Brain-Patienten ausschließlich zur linken Hirnhälfte sprach, da sie die Sprache steuert. Die linke Hirnhälfte hätte eigentlich sagen sollen: „Ich habe schon lange nicht mehr mit der rechten Hirnhälfte gesprochen. Wenn sie irgendetwas mit der linken Hand macht, weiß ich nicht, warum.“ Aber das tat sie nicht. Ohne zu zögern sagte die linke Hirnhälfte: „Ach, das ist ganz einfach. Die Hühnerkralle passt zum Huhn, und eine Schaufel braucht man, um den Hühnermist fortzuschaffen.“ Der Patient sagte dies mit absoluter Selbstgewissheit. Das Wichtigste daran ist Folgendes: Die sprechende linke Hirnhälfte hatte anhand der ihr zugänglichen Indizien sofort eine plausible und zusammenhängende, aber *vollkommen unzutreffende* Erklärung parat.

In einem anderen Beispielfall legten die Wissenschaftler nur der rechten Hirnhälfte eines Patienten das Wort *geh* vor. Der Patient reagierte sofort auf die Aufforderung und verließ den Transporter, in dem der Versuch stattfand. Als die linke Hirnhälfte (die Sprachseite) des Patienten gefragt wurde, warum er aufgestanden und weggegangen sei, meldete sich erneut die interpretierende Instanz mit einer plausiblen, aber *völlig unkorrekten* Erklärung: „Ich gehe ins Haus und hole mir eine Cola.“ Bei einer anderen Übung wurde der rechten Hirnhälfte das Wort *lache* vorgelegt, und die Patientin gehorchte. Auf die Frage, warum sie lache, antwortete ihre linke Hirnhälfte humorvoll: „Ihr kommt hier jeden Monat einmal an und testet uns. So kann man auch sein Geld verdienen!" Wie wir wissen, wäre die richtige Antwort gewesen: „Ich habe gelacht, weil Sie mich dazu aufgefordert haben."

Denken Sie einen Moment darüber nach, was das bedeutet. Die linke Hirnhälfte hat einfach Deutungen für oder Geschichten über tatsächliche Ereignisse erfunden, entweder so wie es für diese Hirnhälfte Sinn ergibt (eine Schaufel braucht man für Hühnermist), oder so, als hätte sie die Handlung gesteuert („Ich bin aufgestanden, weil ich etwas trinken wollte" oder „Ich habe über meinen eigenen Scherz gelacht"). Keine dieser Erklärungen traf zu, aber das war unwichtig für das interpretierende Denken, weil es davon überzeugt war, dass seine Erklärungen stimmten.

Dr. V. S. Ramachandran, einer der innovativsten Neurowissenschaftler des 20. Jahrhunderts, vertrat eine Theorie zur linken Hirnhälfte, die der von Gazzaniga stark ähnelt. Ramachandran stellte fest, dass die linke Hirnhälfte die Aufgabe hat, Überzeugungen und Deutungen zu entwickeln und dass sie *bei der Entwicklung ihrer Interpretationen wenig Rücksicht auf die Realität nimmt.*

Ramachandrans Experimente wurden zum Beispiel mit Personen durchgeführt, deren rechte Hirnhälfte schwer geschädigt war und die deshalb linksseitig gelähmt waren. Bei einer so schweren Schädigung der rechten Hirnhälfte übernimmt die linke Hirnhälfte praktisch allein das Ruder. Als Ramachandran eine betroffene Studienteilnehmerin fragte, ob sie ihre gelähmte linke Hand bewegen könne, antwortete sie: „Ja klar. Sie ist doch gar nicht gelähmt." Eine andere Patientin von Ramachandran behauptete, ihr gelähmter linker Arm sei stärker als ihr rechter, und sie könne damit einen großen Tisch vier Zentimeter anheben. Andere benutzten Ausreden, um ihre Lähmung zu erklären. So sagten sie etwa: „Ich möchte meinen Arm nicht bewegen, er tut mir weh" oder „Die Medizinstudenten haben den ganzen Tag daran herumgepiekst, und jetzt will ich ihn einfach nicht mehr bewegen." Wie in Gazzanigas Studien erfand die linke Hirnhälfte ohne Rücksicht auf die Wahrheit einfach eine Geschichte über die Realität.

Im Laufe der letzten vierzig Jahre haben mehrere weitere Studien gezeigt, dass die linke Hirnhälfte zu großer Form aufläuft, wenn es darum geht, eine Erklärung für ein Geschehen zu finden, selbst wenn diese gar nicht zutrifft. Tatsächlich deutet Ihre linke Hirnhälfte schon Ihr Leben lang die Wirklichkeit für Sie, und wenn es Ihnen so geht wie den meisten Menschen, sind Sie sich überhaupt nicht darüber im Klaren, was dies tatsächlich bedeutet.

Zum Beispiel hat man in einer anderen klassischen Studie Menschen, die so denken, wahrnehmen und sich verhalten, wie es als normal gilt, eine Auswahl mehrerer ähnlicher Gegenstände vorgelegt und sie dann gefragt, welcher ihnen am besten gefällt.[13] Die meisten Menschen wissen nicht, dass wir eine Vorliebe für die rechte Seite haben; das heißt, wenn mehrere ähnliche Dinge vor uns liegen, bevorzugen wir tendenziell das Objekt auf der rechten Seite. Auch in dieser Studie stellten die Wissenschaftler diese Tendenz fest. Wenn die Teilnehmenden jedoch gefragt wurden, warum sie diesen Gegenstand mochten, antwortete niemand, dies läge an der Vorliebe für seine Lage. Wieder erschuf die linke Hirnhälfte eine fiktive, aber plausible Theorie, und die Probandinnen und Probanden sagten etwa: „Mir gefällt einfach die Farbe“, oder „Ich mag, wie es sich anfühlt.“

Mehr noch, als sie mit der Realität konfrontiert wurden – dass eine Vorliebe für die rechte Seite bei den meisten normalen menschlichen Gehirnen völlig natürlich ist – bestritten dies fast alle und wollten es nicht glauben. Manche hielten den Leiter des Experiments sogar für einen „Spinner“. Mit der Vorstellung, dass sie etwas aufgrund eines willkürlichen Kriteriums ausgewählt hatten und nicht etwa deshalb, weil es ihrem inneren Piloten-Ich tatsächlich besser gefiel, konnte ihr Gehirn nicht umgehen. Dies hätte den Nebel der Ich-Sucht durchbrochen, und für die meisten Menschen kann dies eine erschütternde und unangenehme Erfahrung sein.

Fehlzuschreibung von Erregung

Auch weitere klassische Studien lassen implizit darauf schließen, dass das Ich nicht ist, was es scheint. Hinter dem Begriff „Fehlzuschreibung von Erregung“ steckt die Idee, dass die interpretierende Instanz in der linken Hirnhälfte immer dann, wenn unser Nervensystem stimuliert oder erregt ist – wenn der Blutdruck steigt und das Herz schneller schlägt – eine Geschichte über den Ursprung dieser Erregung erfindet und diese Geschichte häufig völlig falsch ist. Genau wie die linke Hirnhälfte eines Split-Brain-Patienten eine Theorie zur Erklärung der Realität erfindet („für den Hühnermist braucht man eine Schaufel“), so haben diese Studien gezeigt, erfinden auch Menschen mit intakter

Kommunikation zwischen beiden Hirnhälften fehlerhafte Geschichten, wenn es um unerklärliche Erregung geht. Dies bedeutet, dass Erregung und Leidenschaft – neben anderen starken Gefühlen – unseren Verstand schnell überwältigen können, womit unsere interpretierende Instanz in der linken Hirnhälfte alle Freiheit hat, sich eine Geschichte zurechtzulegen, die sie für passend hält.

In einer inzwischen berühmten Studie[14] wurden Männer instruiert, eine sichere oder eine Furcht einflößende Brücke zu überqueren. Letztere war nur anderthalb Meter breit, 140 Meter lang und schwankte im Wind über einem steilen, felsigen Abgrund, durch den sich ein seichter Wildbach zog. Wie Sie sich vorstellen können, sollte diese zweite Brücke für einen galoppierenden Puls und schnelle Atmung sorgen – und damit Erregung auslösen. Nachdem die männlichen Probanden ihre jeweilige Brücke überquert hatten, bat sie eine Assistentin, einen Fragebogen auszufüllen und zu einem Bild, das ihnen gezeigt wurde, eine kurze Geschichte zu erfinden. Zu guter Letzt erhielten die Männer Gelegenheit, die Assistentin nach ihrer Telefonnummer zu fragen, um sie zu einem späteren Zeitpunkt anrufen und „mehr über das Experiment erfahren" zu können. Neun von achtzehn Männern, die über die Furcht einflößende Brücke gegangen waren, riefen sie an, im Gegensatz zu nur zwei von sechzehn Männern, die die weniger aufregende, sicherere Brücke überquert hatten. Ihr Gehirn hatte ihnen eine Geschichte erzählt, in der ihre gesteigerte Erregung mit der Assistentin zusammenhing.

Nun fragen Sie vielleicht, woher wir wissen, dass sie sich wirklich zu der Assistentin hingezogen fühlten. Dies wissen wir deshalb, weil die Wissenschaftler bei der Analyse der

Geschichten, die die Männer zu den Bildern geschrieben hatten, feststellten, dass die Geschichten aus der Gruppe mit der Furcht einflößenden Brücke mehr sexuelle Motive enthielten. Dies lässt darauf schließen, dass die interpretierende Instanz bei ihren Deutungen ziemlich skurril sein kann und leicht ablenkbar ist.

Andere Wissenschaftler haben bei ihren Forschungen zum selben Phänomen ihren männlichen Studienteilnehmern von Forschungsassistentinnen sagen lassen, ihr Gleichgewicht würde getestet.[15] Anschließend wurden sie mit verbundenen Augen in einen Zahnarztstuhl mit nach hinten absenkbarer Rückenlehne gesetzt. Ein lautes Geräusch im Zusammenhang mit einem „versehentlichen" Zurückkippen der Lehne stimulierte wahrscheinlich das Nervensystem der Probanden. Nach dem Kippen empfanden die männlichen Studienteilnehmer die Assistentin als attraktiver als bei Kontrolltests.

Bei einer zweiten Studie wurde die Assistentin durch einen Assistenten ersetzt. Nach dem erregenden Zwischenfall lehnten die Studienteilnehmer den männlichen Assistenten stärker ab als bei Kontrolltests. Diese Studien zeigen, dass sowohl Anziehung als auch Ablehnung lediglich eine Interpretation der linken Hirnhälfte sein können, und je schneller unser Herz klopft, je mehr wir ins Schwitzen kommen, desto intensiver wird die Interpretation.

Ein anderes Forscherpaar bat Studienteilnehmer, die Attraktivität eines Menschen anhand eines Fotos zu beurteilen – allerdings wurde ihnen dieses Foto nur entweder vor oder nach einer Achterbahnfahrt gezeigt.[16] Nach der Achterbahnfahrt waren die Attraktivitätsquoten höher, weil die interpretierende Instanz die Erregung durch die Fahrt als Erregung aufgrund der Anziehung missdeutete. Diese Forschung zeigte zugleich, wie intelligent und raffiniert die interpretierende Instanz in der linken Hirnhälfte ist. Der Erregungseffekt trat nämlich nicht auf, wenn die Studienteilnehmenden mit ihrer Partnerin oder ihrem Partner in der Achterbahn saßen! Mit anderen Worten, wenn Sie – oder vielmehr Ihre linke Hirnhälfte – bereits in einer Beziehung leben, kann keine Dosis Koffein und keine wilde Fahrt im Freizeitpark dazu führen, dass Sie eine Fremde oder einen Fremden attraktiver finden.

Bei einer von Gazzanigas ursprünglichen Studien mit Split-Brain-Patienten[17] wurde der rechten Hirnhälfte einer Teilnehmerin ein Video gezeigt, bei dem ein Mensch ins Feuer geworfen wird. Dies führte bei der Patientin höchstwahrscheinlich zu einer Erregung des Nervensystems und löste in der rechten Hirnhälfte Angst aus, doch die linke Hirnhälfte hatte keine Ahnung warum, und suchte eine Erklärung. Die Patientin sagte: „Ich weiß nicht warum, aber irgendwie habe ich Angst. Ich bin unruhig. Ich mag diesen Raum nicht, oder vielleicht machen Sie mich nervös." Einem anderen Wissenschaftler sagte ihre linke Hirnhälfte später: „Ich weiß, dass ich Dr. Gazzaniga eigentlich mag, aber jetzt gerade habe ich aus irgendeinem Grund Angst vor ihm."

Diese Studien deuten stark darauf hin, dass wir unser Leben unter der Regie der interpretierenden Instanz verbringen, und für die meisten von uns ist dieser „Verstand" ein Meister, dessen wir uns nicht einmal bewusst sind. So sind wir vielleicht wütend, beleidigt, sexuell erregt, glücklich oder haben Angst und hinterfragen die Echtheit dieser Gedanken und Erlebnisse nicht einmal. Zwar steht außer

Zweifel, dass wir diese Erlebnisse tatsächlich haben, aber irgendwie halten wir immer noch an der Vorstellung fest, dass *wir* dabei die Regie führen.

Nun möchte ich Sie einladen, im Lichte dessen, was ich Ihnen gerade über diese Experimente berichtet habe, über den interpretierenden Mechanismus in Ihrem eigenen Kopf nachzudenken. Wenn also zum Beispiel etwas Ungewöhnliches passiert, sagen wir, jemand nimmt Ihnen die Vorfahrt, jemand steht plötzlich auf und rennt aus dem Zimmer oder ein attraktiver Mensch sieht Sie eine Sekunde länger an als nötig, dann hören Sie eine Stimme in Ihrem Kopf, die eine Erklärung für das Ereignis liefert: „Der ist ein Idiot!", „Die muss wohl etwas vergessen haben" oder „Sie oder er hat Interesse an mir". Beachten Sie, dass all dies Interpretationen sind; sie können, müssen aber nicht zutreffen. Weil jedoch viele Menschen nichts von der interpretierenden Instanz in der linken Hirnhälfte wissen, kommen sie gar nicht auf die Idee, dass ihre Gedanken Interpretationen sind, sondern sind sich sicher, dass sie die Dinge „so sehen, wie sie wirklich sind".

Bestimmt erinnern Sie sich, dass Sie einmal eine Situation interpretiert – oder sogar ein Problem daraus gemacht – haben, nur um später zu erkennen, dass Sie sie falsch verstanden hatten. Etwa als Sie glaubten, eine Freundin sei sauer auf Sie, dann aber erfahren haben, dass das gar nicht stimmte, oder als Sie sich so sicher waren, Sie hätten die neue Arbeitsstelle schon in der Tasche, dann aber nie wieder etwas gehört haben. Meist sind diese Vorfälle relativ unbedeutend, und wir erklären sie uns rasch damit, dass wir eben nur eine Vermutung angestellt haben. Aber diese Erklärung greift aus zwei Gründen zu kurz.

Erstens deutet das interpretierende Denken ständig ohne vollständige Kenntnis der Tatsachen und hält diese Interpretationen für wahr, zumeist ohne seine Schlussfolgerungen anzuzweifeln. Stellt sich eine Interpretation später als unzutreffend heraus, bezeichnet sie das interpretierende Denken manchmal tatsächlich als Fehler. Aufgrund der Ergebnisse der beschriebenen Experimente lässt sich allerdings mit Gewissheit sagen, dass viele Interpretationsfehler unerkannt bleiben und wir sie nie als solche erkennen. Wie bei dem Split-Brain-Patienten, der glaubte, eine Schneeschaufel diene der Beseitigung von Hühnermist, oder er sei aufgestanden, um sich etwas zu trinken zu holen, zeigt sich auch in diesen Studien, dass der interpretierende Teil unseres Denkens Geschehnisse oder Tatsachen einfach irgendwie erklärt, obwohl er gar nicht weiß, wie sie wirklich zustande gekommen sind. Auch hier muss diese Erklärung *nichts mit der Realität zu tun haben.*

Das Zweite, was bei der Erklärung „Ich habe nur eine Vermutung angestellt" übersehen wird, ist die Annahme, es gebe ein „Ich". Das „Ich", das bei diesen Experimenten die Vermutung anstellt, ist in Wirklichkeit aber nur jener interpretierende Teil des Denkens. Wir haben bereits gesehen, dass dieses „Ich" bei der Einschätzung sehr vieler Dinge in der äußeren Welt falsch liegen kann. Könnte es deshalb möglicherweise auch bei der Interpretation seiner selbst falsch liegen? Darauf will Gazzaniga hinaus, wenn er von „unserem fiktiven Ich" spricht.

Genau dies sagen auch die spirituellen Traditionen des Ostens seit über zweieinhalbtausend Jahren. Diese Traditionen, und insbesondere der Buddhismus, stellen unmissverständlich fest, die Vorstellung vom Ich sei eine sehr überzeugende Fiktion. Außerdem legen sie nahe, dass die Erkenntnis und Akzeptanz, dass das Ich eine Fiktion ist, zum Ende unseres Leidens führen kann.

Warum stellen sie diesen Zusammenhang her? Nun, die ungenauen Einschätzungen, die die linke Hirnhälfte abgibt, sowie das stillschweigend vorausgesetzte „Ich" sind die vorwiegenden Ursachen für das innere Leiden, das wir als Menschen erfahren. Betrachten wir einmal ein einfaches Alltagsbeispiel:

Ich habe eine Freundin, die felsenfest davon überzeugt war, dass ihre Kolleginnen und Kollegen sie nicht mögen. Täglich sprach sie davon und regte sich darüber auf. Es wurde so schlimm, dass sie jeden Tag Angst hatte, ins Büro zu gehen. Dann geschah etwas an ihrem Arbeitsplatz, und sie fand heraus, dass dieses Narrativ, das sie über ihre Kolleginnen und Kollegen aufgebaut hatte, völlig falsch war; tatsächlich war genau das Gegenteil der Fall. Als sie dies erfuhr, kam sie zu der tiefen Erkenntnis, dass ihre linke Hirnhälfte eine Situation völlig falsch gedeutet und sie selbst infolgedessen gelitten hatte.

Der große Unterschied zwischen den östlichen spirituellen Traditionen und der Psychologie ist, dass Erstere dies durch Erfahrung und Letztere es experimentell (und zudem auch nur zufällig) entdeckt haben. Daraus folgt, dass Studierende und Lehrende der Psychologie immer noch weitgehend außerstande sind anzuerkennen, was es bedeutet, die interpretierende Instanz als Fiktion wahrzunehmen.

Vielleicht erklärt dies, warum die Welt der Psychologie den Konsequenzen von Gazzanigas Erkenntnissen so wenig

Aufmerksamkeit geschenkt hat. Ich selbst halte seit zwanzig Jahren Vorlesungen zu diesem Thema, und gegen Ende eines Vortrags bin ich mir jedes Mal sicher, dass die Studentinnen und Studenten mit Gegenständen nach mir werfen, rebellieren und protestieren oder einfach den Raum verlassen werden, wenn ich sage, dass die Indizien dafür sprechen, dass es das Ich so, wie wir es uns denken, gar nicht gibt. Doch immer wieder bleiben die Studierenden einfach sitzen und schreiben weiter mit, nachdem ich ihre Vorstellungen von sich selbst grundlegend in Frage gestellt habe. Dann kann ich noch so oft fragen, warum sie auf diese Bombe, die ich da über ihren Köpfen habe platzen lassen, nicht reagieren. Ich blicke nur in leere Gesichter oder ernte gelegentlich ein nervöses Lachen, in der Hoffnung, ich werde zu einem anderen Thema übergehen. Wenn ich doch einmal eine Reaktion erhalte, dann etwas ganz Ähnliches, wie es andere Wissenschaftler offenbar auch bereits aushalten mussten: Man munkelt, ich sei ein Spinner.

Wie gesagt, das Ich hat mehrere eingebaute Mechanismen, die dafür sorgen, dass man es ernst nimmt. Kognitiv ist die große Bedeutung dieser Experimente wohl leicht zu ignorieren; wenn man aber versteht und erlebt, welch tiefgreifende Auswirkungen diese Arbeit hat, kann dies das Leben radikal verändern. Ich sage das deshalb, weil die interpretierende Instanz in der linken Hirnhälfte zwar immer eingeschaltet bleibt und nicht abschaltbar ist, aber in dem Moment, in dem wir sie erkennen – das heißt, wenn wir uns ihrer ständigen Interpretationen bewusst werden – eine neue Wahrnehmung unserer selbst und der Welt einsetzt. Wir sind nicht mehr so sehr mit dem „Ich" in unserem Kopf identifiziert, sondern merken etwa, „ach, meine interpretierende Instanz in der linken Hirnhälfte erzählt wieder Geschichten". Sobald die Geschichten, die sie erfindet, keine ganz so starke mentale oder emotionale Reaktion mehr hervorrufen, lässt unser Leiden nach.

Erkundung

Hier eine schnelle Übung: Schauen Sie sich zehn Sekunden lang um und merken Sie sich, was Sie sehen. Wenn Sie fertig sind, kehren Sie wieder zu diesem Buch zurück und lesen Sie weiter.

Was steht auf Ihrer inneren Liste? Ich wette, sie enthält Dinge wie Tisch, Stuhl, Baum, Gras, Auto, Computer und so weiter. Und ich wette auch, dass das Wort *nichts* nicht darauf steht. Dies ist sehr interessant, denn wie wir in einem späteren Kapitel noch untersuchen werden, ist das, was uns umgibt und die Dinge auf eine Art und Weise miteinander verbindet, die die linke Hirnhälfte nicht verarbeiten kann, tatsächlich weitaus überwiegend nichts oder leerer Raum. Diese Übung ist so angelegt, dass sie Ihnen zeigen soll, wie die linke Hirnhälfte funktioniert: Sie konzentriert sich auf Gegenstände im Raum, etikettiert sie, kategorisiert sie und versucht, ihnen einen Sinn zu geben. Wir haben eine derartige Meisterschaft darin entwickelt, unsere Wahrnehmungen in Kategorien und Muster einzuordnen, dass wir die Wirklichkeit kaum noch anders sehen können.

Für unseren weiteren Weg will ich Ihnen ein paar Fragen mitgeben: Die linke Hirnhälfte schaut ja nach außen, konzentriert sich ausschließlich auf Gegenstände und kategorisiert und etikettiert sie. Könnte es daher sein, dass sie beim Blick nach innen genau dasselbe tut? Mit anderen Worten, sieht die linke Hirnhälfte, dass sich im Gehirn ständig Denken vollzieht und erschafft sie aus dem Denkprozess kontinuierlich einen „Gegenstand“, den sie dann als „Ich“ etikettiert? Hängt das Ich-Erleben mit dem Erkennen von Mustern im Zufälligen zusammen? Ist das Ich, in das wir so viel investieren, möglicherweise weiter nichts als eine Geschichte, die unser Verhalten, die unzähligen Ereignisse in unserem Leben und unsere Erfahrungen in der Welt erklärbar macht?

Haben Sie je in den nächtlichen Sternenhimmel oder bei Tag zu den Wolken hinaufgeschaut und waren überzeugt, dass darin ein Muster zu erkennen ist? Kann es sein, dass Sie denselben Fehler jeden Tag wieder machen, wenn Sie nach innen schauen und dort ein Ich vorfinden?

KAPITEL 2

SPRACHE UND KATEGORIEN – DIE WERKZEUGE DES INTERPRETIERENDEN DENKENS

Das Denken ist ein Werkzeug. Die Frage ist, benutzt du das Werkzeug oder benutzt das Werkzeug dich?

Sprichwort aus dem Zen

Da wir nun die interpretierende Instanz in der linken Hirnhälfte kennengelernt und aufgezeigt haben, wie sie unser Erleben ständig analysiert und sich Geschichten über die Wirklichkeit ausdenkt – ungeachtet dessen, ob sie wahr sind oder nicht – ist es an der Zeit, Ihnen die beiden wichtigsten Werkzeuge vorzustellen, die die interpretierende Instanz in der linken Hirnhälfte einsetzt: Sprache und Kategorisierung. Wenn wir uns diese beiden bevorzugten Mechanismen der linken Hirnhälfte genauer ansehen, können wir erkennen, inwiefern eben diese beiden Werkzeuge, sobald sie nach innen gerichtet werden, entscheidend zur Entstehung von Ich-Erleben beitragen.

Zunächst möchte ich Ihnen von dem kuriosen Fall des Louis Victor Leborgne erzählen, der im Alter von dreißig Jahren unerklärlicherweise seine Sprechfähigkeit verlor.[18] Zwar konnte er Sprache noch verstehen, doch das einzige Wort, das er noch sagen konnte, war *tan,* was schließlich auch zu seinem Spitznamen wurde. Nach Tans Tod entdeckte der Arzt und Naturwissenschaftler Paul Broca Schädigungen im linken vorderen Bereich von Tans Hirn, jenem Teil, der für die Sprachäußerung zuständig ist – und heute als Broca-Areal bezeichnet wird. Obwohl Tan also Sprache nach wie vor verstehen und auch mit anderen kommunizieren konnte, war der Teil seines Gehirns, der für die Sprachsteuerung zuständig ist, so schwer geschädigt, dass seine Sprechfähigkeit auf das eine Wort beschränkt blieb. In Tans Fall war die rechte Hirnhälfte unversehrt geblieben, daher bot sich hier der Wissenschaft zum ersten Mal Gelegenheit herauszufinden, welche Hirnareale für Sprache ausschlaggebend sind.

Die rechte Hirnhälfte steuert zwar Sprache nicht, aber durch Tans Fall und aus der Forschung an Split-Brain-Patienten wissen wir, dass sie das geschriebene und das gesprochene Wort versteht. Deshalb konnten Split-Brain-Patienten schriftliche Befehle verstehen, die nur der rechten Hirnhälfte gezeigt wurden, etwa „geh“ in den Experimenten, über die wir im letzten Kapitel gesprochen haben. Wenn ein Wort nur dem linken Gesichtsfeld/der rechten Hirnhälfte gezeigt wurde (das rechte Gesichtsfeld blieb leer, daher hatte die linke Hirnhälfte keinen Input), muss die rechte Hirnhälfte des Patienten in der Lage gewesen sein, das Wort zu lesen, sonst hätte er den Befehl nicht umgesetzt. Dieser bahnbrechende Fall hat, seither ergänzt durch zahlreiche weitere Studien, die Grundlagen für unser Verständnis gelegt, wonach die linke Hirnhälfte das dominante Sprachzentrum bildet.[19] Wichtig ist, dass dazu auch die innere Rede gehört, die wir nutzen, wenn wir mit uns selbst sprechen.[20]

Da Sprache von der linken Hirnhälfte gesteuert wird, ist es kein Zufall, dass sie die wichtigste Ausdrucksform der interpretierenden Instanz ist. Am deutlichsten wird dies, wenn wir mit anderen kommunizieren, aber in gedanklicher Form spricht die interpretierende Instanz auch mit sich selbst. Dieser innere Dialog findet bei praktisch allen Menschen auf der Welt ständig statt, und er spielt eine zentrale Rolle bei der Erschaffung des Trugbilds, das wir Ich nennen.

Dies wirft die Frage auf, was Sprache eigentlich genau ist. Sprache, so könnte man sagen, ist eine Form der Kartierung. Gerade so wie eine Landkarte ein Gebiet darstellt, erzeugt Sprache Symbole oder Wörter, die etwas anderes darstellen. Ein *Stuhl* wird zum Beispiel Stuhl genannt, weil wir uns auf dieses Symbol oder Wort dafür geeinigt haben. Aber selbst wenn wir alle miteinander beschlössen, ihn stattdessen als *Zitrone* zu bezeichnen, könnte man doch immer noch gut darauf sitzen.

In seinem Meisterwerk *The Master and His Emissary: The Divided Brain and the Making of the Western World*[21] beschreibt der britische Psychiater Iain McGilchrist die zentrale Rolle der linken Hirnhälfte als Kartograf der Wirklichkeit, und

Sprache ist ihr Zeichenstift. Bei der Kommunikation mit anderen kann Sprache natürlich sehr hilfreich sein, aber zugleich wird die linke Hirnhälfte so sehr von Sprache abhängig, dass sie die Karte der Wirklichkeit mit der Wirklichkeit selbst verwechselt. Ein altes Sprichwort aus dem Zen weist auf dieses Problem hin, wenn es rät, man solle nicht „die Speisekarte mit der Speise verwechseln".

Wenn das Denken die Landkarte für die Wirklichkeit hält, führt dies dazu, dass wir blindlings in einer Welt sprachbasierter Geschichten leben, die die interpretierende Instanz in der linken Hirnhälfte erfunden hat. Beachtet man außerdem, dass die linke Hirnhälfte Geschichten erfindet, die sie – oft ohne Rücksicht auf ihren Wahrheitsgehalt – unumwunden glaubt, könnte man dies mit der Orientierung an einer fehlerhaften Landkarte vergleichen. Jeder, der sich schon einmal vom GPS in seinem Smartphone in eine Sackgasse hat manövrieren lassen, weiß, wie frustrierend dies sein kann.

Um Missverständnissen vorzubeugen, am Kartografieren im Allgemeinen ist überhaupt nichts auszusetzen – wir brauchen Karten. Das Problem ist, wie Alfred Korzybski, der Begründer der Allgemeinen Semantik, sagen würde, dass die linke Hirnhälfte die Karte für das Gebiet hält.[22] Mit diesem Fehler werden wir uns einige Zeit herumschlagen müssen. Dass wir die permanente Stimme in unserem Kopf mit unserem wahren Ich gleichsetzen, ist ein Beispiel für die Verwechslung von Karte (Stimme) und Gebiet (wer wir wirklich sind). Dieser Irrtum ist einer der wichtigsten Gründe, warum die Ich-Illusion so schwierig zu durchschauen ist.

In dem Experiment, das in der Geschichte der Psychologie wahrscheinlich am häufigsten durchgeführt wurde, zeigt der Stroop-Effekt[23], inwiefern die linke Hirnhälfte Sprache wörtlich nimmt und damit das Symbol für die Sache selbst hält.

Stellen Sie sich zum Beispiel einmal vor, Ihnen würden verschiedene Farbproben von Grundfarben gezeigt und Sie müssten angeben, welchen Farbton Sie gerade sehen. Dies wäre einfach. Stellen Sie sich als nächstes vor, eine Farbe würde Ihnen in Form eines Wortes vorgelegt, etwa ROT, geschrieben in der Farbe Rot. Ihrer linken Hirnhälfte würde dies gut gefallen. Was aber würde passieren, wenn das Wort GELB lautete, geschrieben in der Farbe Blau? Ihre Reaktionszeit bis zur korrekten Benennung der Farbe verlangsamt sich signifikant, wenn Wort und Farbe nicht übereinstimmen – sie wird so viel langsamer, dass dies auch ohne Stoppuhr oder andere Messgeräte erkennbar ist. Diese verlangsamte Reaktionszeit ist der sogenannte Stroop-Effekt.

Warum bringt uns schon eine kleine Umstrukturierung von Symbol und Farbe ins Stocken und lässt unsere Leistung so stark abfallen? Weil die linke Hirnhälfte Karte und Gebiet verwechselt. Sie liest das Wort GELB und ruft dabei die Farbe Gelb auf statt Blau, in der das Wort geschrieben steht.[24] Wenn beides nicht übereinstimmt, verlangsamt sich die Reaktionszeit, und das Gehirn versucht, seine Verwirrung zu klären. Dies geschieht nicht, wenn man nicht lesen kann oder wenn das Wort in einer Sprache geschrieben ist, die man nicht versteht. Ich habe diesen Test meinen Kindern in verschiedenen Altersstufen immer wieder vorgelegt und dabei festgestellt, dass der Stroop-Effekt anstieg, sobald ihre linke Hirnhälfte Sprachsymbole ernster nahm.

Diese Studie zeigt, dass Worte sehr große Macht auf die linke Hirnhälfte ausüben – und erinnert mich daran, was man uns als Kindern oft gesagt hat: *Sticks and stones will break your bones, but words will never hurt you* (Stock und Stein brechen dein Gebein, doch Worte bringen keine Pein). Je nachdem, wie ernst wir die Verarbeitung in der linken Hirnhälfte nehmen, könnte sich dies glatt als Lüge erweisen. Der Harvard-Psychiater Martin Teicher hat festgestellt, dass verbale Gewalt mindestens so schädlich ist wie körperliche Gewalt und einen erheblichen Risikofaktor für Depressionen sowie andere psychische Störungen darstellt.[25] In der modernen Gesellschaft nehmen wir Worte oft ebenso ernst wie die physische Welt, für die sie stehen.

Außerdem ist unsere linke Hirnhälfte so sehr an die Macht der Worte gebunden, dass deren Wirkung nur schwer zu durchschauen ist. Denken Sie einmal an ein Beispiel aus Ihrem eigenen Leben: Jemand hat etwas gesagt, das Sie als verletzend empfunden haben. Womöglich haben Sie sehr gelitten, in Wahrheit aber hat der betreffende Mensch einfach seine Meinung kundgetan und diese über Klänge zum Ausdruck gebracht, die aus seinem Kehlkopf kamen. Wie ist es möglich, dass so etwas Sie „verletzen“ kann? Verletzt hat Sie offenbar Ihre Interpretation des Ganzen oder die Karte, die diese Klänge in Ihrer linken Hirnhälfte erzeugt haben. Stellen Sie sich nun einen Augenblick lang vor, es gäbe kein Ich, das verletzt werden kann. Könnte man dann Worte, die an dieses Ich gerichtet sind, je als Problem betrachten?

Eine weitere Eigenheit von Karten ist, dass sie notwendigerweise alle möglichen Einzelheiten weglassen. Gerade dies macht echte Karten ja so nützlich. Eine Karte des Parks kann man wesentlich leichter in die Hosentasche stecken als den Park selbst. Karten lassen Details weg, die verwirrend sein können, etwa, wenn man sich anhand jedes Vogels, jeder Pflanze oder jedes Autos auf der Straße zurechtfinden wollte.

Nicht mehr hilfreich sind Karten allerdings dann, wenn sie fälschlicherweise für das gehalten werden, das sie darstellen. In der papierenen Landkarte eines Parks kann man nicht Ball spielen. Sprache ist demnach eine ausgezeichnete Dienerin, aber eine sehr schlechte Herrin. Oder anders ausgedrückt, Worte sind wunderbare Werkzeuge, doch wie schon das alte Zen-Sprichwort fragt: „Benutzt du das Werkzeug oder benutzt das Werkzeug dich?“

Wenn Sie die Stimme in Ihrem Kopf für das halten, was Sie wirklich sind, dann benutzt meiner Meinung nach das Werkzeug Sie. Sprache erschafft eine Geschichte, und in Verbindung mit unseren Erinnerungen und dem Gefühl, hinter unserer Stirn befände sich eine Kommandozentrale, erzeugt diese Geschichte die Illusion eines Ichs, mit der sich praktisch jeder Mensch auf Erden identifiziert. So wie wir Worte irrigerweise für das halten, was sie bezeichnen, nutzen wir unsere auf Sprache beruhenden Gedanken als Grundlage für ein fiktives Ich, das wir für ein echtes Ich halten. Vielleicht kennen Sie Helen Keller, die schon als kleines Kind sowohl ihre Sehfähigkeit als auch ihr Gehör verloren hat. Besonders aufschlussreich ist, dass sie sagt, ein Ich-Erleben habe sie erst entwickelt, nachdem sie Sprache erlernt habe.[26]

Schauen wir einmal, wie Sprache unsere Wirklichkeitswahrnehmung außerdem noch beeinflussen kann. Zum

Beispiel wird Tiefkühlkost oft als „frisch tiefgefroren" bezeichnet. Eine derartige Formulierung bot den Anstoß für eine der berüchtigten Schimpftiraden des Fernsehkochs Gordon Ramsey. Leidenschaftlich zog er vom Leder: „Frisch tiefgefroren ... so etwas gibt es nicht. Entweder es ist frisch oder es ist tiefgefroren." Marketingfachleute wissen aber, dass das Wort „frisch" auf der Packung unsere Wahrnehmung des Produkts verändert. Wir lassen uns von Worten leicht an der Nase herumführen, weil wir Sprache so sehr als verlässliche Karte der Wirklichkeit anerkennen.

An einem anderen Beispiel hat die Arbeit der Psychologin Elizabeth Loftus Folgendes aufgezeigt: Wenn eine Gruppe denselben Unfall mit Blechschaden sieht und anschließend aufgeteilt wird, kann sich die Wahrnehmung des Unfalls durch die Wortwahl in der Befragung verändern.[27] Fragt man die eine Gruppe: „Wie schnell sind die Autos gefahren, als sie zusammen*geknallt* sind?", werden höhere Geschwindigkeiten geschätzt, als bei der anderen Gruppe, die man fragt: „Wie schnell sind die Autos gefahren, als sie zusammen*gestoßen* sind?" Allein der Gebrauch der Worte *geknallt* oder *gestoßen* erzeugt zwei verschiedene Wahrnehmungen derselben Wirklichkeit.

Die Wurzel des Problems ist darin zu suchen, dass wir Sprache zumeist nicht als Darstellung der Wirklichkeit betrachten, sondern mit der Wirklichkeit selbst verwechseln. Dieser Fehler führt im Wesentlichen dazu, dass wir leiden, wenn wir Worte zu ernst nehmen. Dann sind wir etwa enttäuscht von tiefgefrorenen Speisen, weil wir geglaubt haben, sie würden frisch schmecken. Ein wirklich signifikantes Problem wird daraus, wenn wir es im

Zusammenhang mit dem modernen Phänomen der Selbstmorde von Jugendlichen aufgrund von Online-Mobbing betrachten.

Expertin für Kategorisierung

Ein weiteres Charakteristikum der linken Hirnhälfte ist ihre ständige Neigung, Kategorien zu bilden. Tatsächlich ist fast alles, was die linke Hirnhälfte tut, kategorischer Natur, von Sprache bis zur Wahrnehmung von Gegenständen im Raum.

Was meinen wir mit *Kategorie*? Kategorien sind nichts weiter als eine Form von Landkarten der Wirklichkeit. Es sind mentale Darstellungen, die es in der Außenwelt nicht gibt, sondern die nur im menschlichen Denken existieren – in der linken Hirnhälfte, um genau zu sein. Kategorien basieren auf der Fähigkeit der linken Hirnhälfte, Unterschiede zu erkennen und Gegensätze zu bilden. Sie entstehen, wenn kontinuierlich vorkommende Dinge in der Welt durch ein gemeinsames Merkmal zu einer Gruppe zusammengefasst und dann als Einheit behandelt werden.

In Bezug auf das symbolische Denken des Menschen sind Kategorien sehr nützlich. Wenn Ihr Haus brennt, was würden Sie retten? Die Kinder, die Hunde, und wenn dann noch Zeit bliebe, den Schmuck. Plötzlich werden Dinge, die völlig unterschiedlich aussehen, zu einer Gruppe zusammengefasst und wie eins behandelt: Alle Kinder (nicht nur Jeremy), alle Hunde (nicht nur der Border Collie), der gesamte Schmuck (nicht nur die Ohr-Clips). Für einen

Biologen ist die Kategorie „Säugetiere“ hilfreich, auch wenn sie Hunde und Wale gleichbehandelt. Um diese „Äquivalenzklassen“ zu erstellen, müssen andere Unterschiede ignoriert werden. Das ist ganz ähnlich wie bei unserem letzten Thema, Kartierung, denn wie die Kartierung sehen auch Kategorien über bestimmte Einzelheiten hinweg. Außerdem muss die Kategorisierung an bestimmten Stellen zwangsläufig scheitern. Denken Sie nur einmal an Schwarz und Weiß und die unendlichen Grauschattierungen dazwischen. Wann wird Schwarz zu Weiß? Zur Bildung einer Kategorie nimmt man verschiedene Dinge und vermutet, sie seien ein einziges, das sich von allem anderen unterscheidet und von diesem getrennt ist. Natürlich ist dies völlig subjektiv.

Solange wir uns bewusst sind, dass Kategorien nur mentale Darstellungen (Gedanken) sind, können sie sehr nützlich sein; mit anderen Worten, Kategorien existieren als „Dinge“ nur im Denken und nur im Akt ihrer Wahrnehmung. Probleme tauchen auf, wenn wir glauben, diese „Dinge“ seien real.

Stellen Sie sich zum Beispiel einmal vor, Sie kämen an die Universität, an der ich lehre, und würden mich bitten, Ihnen die Uni zu zeigen. Nachdem Ihnen ein Gebäude nach dem anderen gezeigt wurde, sind Sie enttäuscht und sagen: „Ja, ich habe dieses und jenes Gebäude gesehen, aber wo ist *die Universität*?“ Dann müsste ich auf meine linke Kopfseite zeigen und antworten: „Die gibt es nur hier oben“, denn sie existiert als Kategorie und verändert sich daher womöglich, je nachdem, mit wem man spricht. Wenn niemand an sie denkt, gibt es sie überhaupt nicht. Dasselbe gilt für Länder. Wo liegt das Land Kanada, wenn es niemanden gibt, der es wahrnimmt? Natürlich will ich damit nicht sagen, dass das Gebiet und die Gebäude verschwinden, aber ihre Einteilung in Kategorien hängt von einem Beobachter und einem Urteil ab. Das Land Kanada beruht auf willkürlichen Linien auf einer Karte – auch wenn wir ein komplexes System an Grenzübergängen geschaffen haben. Wenn keiner an einen Ort namens Kanada dächte, gäbe es Kanada dann noch?

Wenden wir uns einen Moment nach innen und überlegen wir, wie dieser Kategorisierungsmechanismus von der linken Hirnhälfte zur Erzeugung eines Ich-Erlebens genutzt werden könnte. Denken Sie zum Beispiel einmal daran, wie vielfältig Sie die Frage „Wer bist du?" beantworten können. Die meisten Menschen in meiner Situation würden sagen: „Ich bin Mann, Vater, Ehemann, Professor, Autor" und so weiter. Bei genauem Hinsehen zeigt sich aber, dass all dies zwar darauf hindeutet, wie unterschiedlich ich mich kategorisiere, aber die Frage „Wer bin ich?" eigentlich nicht beantwortet. Liegt dies daran, dass das „Ich", das ich suche, eher so etwas Ähnliches ist wie die Universität oder das Land Kanada? Natürlich gibt es die physische Entität meines Körpers und meines Gehirns, aber das damit verbundene „Ich" existiert nur als Gedanke – und nur dann, wenn ich diesen Gedanken denke. Kann man diese Frage möglicherweise gar nicht eindeutig beantworten, weil es das „Ich", nach dem man fragt, konkret gar nicht gibt?

In diesem Licht betrachtet ist das „Ich" lediglich eine nützliche kategorische Fiktion, die durch Sprache zum Ausdruck gebracht wird. Anders jedoch als die kategorischen Fiktionen Universität oder Kanada hat der ernsthafte Glaube an die Fiktion des Ich – womit man die interpretierende Instanz in der linken Hirnhälfte faktisch zur Herrin statt zur

Dienerin macht – ungeahnte Konsequenzen, unter anderem das Leiden.

Dass die linke Hirnhälfte so besessen ist von Kategorien, ist auch der Grund dafür, wie gut sie sich selbst verwirren kann. Was war zuerst da, die Henne oder das Ei? Wenn Gott alles erschaffen hat, wer hat dann Gott erschaffen? Je tiefer man gräbt, desto mehr verstrickt man sich in einen endlosen Kausalitätskonflikt.

Dies ist das Vertrackte an der linken Hirnhälfte: Der Erkenntnisfähigkeit durch Kategorisieren und Interpretieren sind Grenzen gesetzt, und obwohl wir leicht und schnell an diese Grenzen stoßen können, lassen dies viele Menschen, darunter einige der bekanntesten Psychologen und westlichen Philosophen, außer Acht und setzen voll und ganz auf die Macht des Denkens.

Um die interpretierende Instanz zu überwinden, müsste man bereits die Frage „Wie denke ich jenseits von Kategorien?“ vollständig umgehen. Denn wenn jemand versuchen wollte, Ihnen zu zeigen, wie man nicht in Kategorien denkt, wäre dies lediglich wiederum eine neue Kategorie. Vielleicht wäre es witzig, einem Buch den Titel zu geben „Wie Sie lernen, nicht kategorisch zu denken“ – was wiederum der Beginn einer weiteren kategorischen Unterscheidung wäre, nämlich der zwischen kategorischem und nicht kategorischem Denken. *Denken bedeutet, in Kategorien zu denken, daran führt kein Weg vorbei.* Es gibt allerdings andere, mit der rechten Hirnhälfte verbundene Formen von Intelligenz, die weit über die Fähigkeiten des interpretierenden Denkens hinausgehen, und die werden wir uns später ansehen.

Urteile

Kategorien werden gebildet, in dem man sich etwas beständig Vorkommendes vornimmt und dann die Trennlinie zieht, um eins in zwei zu teilen. Wo man diese Linie ansetzt, erfordert ein Urteil. Ohne Urteile könnte es keine Kategorien geben. Ja, man könnte sogar so weit gehen zu behaupten, das Wort, das dem Begriff *interpretierende Instanz* am nächsten kommt, sei *Richter* (allerdings ohne die moralischen Aspekte des Richtens). Dinge zu interpretieren, heißt, sie zu beurteilen – daran führt kein Weg vorbei.

An welcher Stelle des Temperatur-Kontinuums wird kalt zu heiß? Wann sind Sie beleidigt? Wann wird gut zu böse? Wann wird etwas zur Katastrophe? Wo beginnt Scheitern? Wann wird aus Armut Reichtum? Wann wird Fröhlichkeit zu Traurigkeit? Wo soll man hier jeweils die Grenze ziehen?

Dies zu verstehen, ist von enormem praktischen Gewinn. Allein das Gewahrwerden der interpretierenden Instanz und der unendlichen Kategorien, die sie durch Urteile bildet, befreit Sie von der Unausweichlichkeit dieser Urteile. Das heißt, wenn Sie sich über die interpretierende Instanz im Klaren sind, können Sie sich frei dafür entscheiden, ihre Interpretationen nicht mehr so ernst zu nehmen. Mit anderen Worten, wenn Ihnen klar wird, dass das Gehirn jedes Menschen ständig subjektiv und oft auch ungenau oder völlig unzutreffend interpretiert, können Sie etwas eher als „bloße Meinung“ oder „meine Sicht der Dinge“ begreifen, statt als vermeintliche Tatsache („so ist es wirklich“). Sie beginnen, Ihre Urteile lediglich als Trennlinie zu begreifen, die bei Ihnen eben anders platziert ist als bei anderen. Wenn Ihnen jemand mit einer „So ist es wirklich“-Einstellung kommt, können Sie erkennen, dass dieser Mensch von der linken Hirnhälfte beherrscht wird und damit Diener seiner Herrin ist. Daher brauchen Sie sein Verhalten oder seine Einstellung nicht persönlich zu nehmen; es ist eine biologische Funktion, die der oder die Betreffende noch nicht erkannt hat. Dieser kleine Perspektivenwechsel genügt schon, um anders mit anderen und uns selbst umzugehen.

Wenn Ihnen bewusst wird, dass die linke Hirnhälfte einfach ihr Ding macht, nämlich interpretiert und urteilt, können die Geschichten, die sie erfindet, in Ihrem Nervensystem auch nicht mehr dieselbe physische Reaktion auslösen wie noch zuvor. Die momentane Einschätzung „Die mögen mich nicht“ muss sich nicht zu einer Mini-Panikattacke mit schweißnassen Händen und beschleunigtem Puls auswachsen. Dieses Bewusstsein für die interpretierende Instanz kann Ihr Welterleben tiefgreifend verändern. Wenn Sie anfangen, die interpretierende Instanz zu beobachten, werden Sie außerdem feststellen, dass Sie weniger urteilen und Ihre Urteile nicht mehr so ernst nehmen können. Sie wissen, dass sie einfach passieren.

Überzeugungen

Die interpretierende Instanz in der linken Hirnhälfte erstellt und erhält außerdem eine Ansammlung kategorischer, auf Urteilen beruhender Gedanken und fasst diese als Vorlieben und Abneigungen, Vorstellungen von Richtig und Falsch sowie mentale Modelle davon zusammen, wie die Dinge zu sein haben. Diese Urteile bezeichnen wir als Glaubenssätze oder kollektiv als unsere Weltanschauung.

Aber Glaubenssätze sind wie die Universität, an der ich lehre, oder das Land Kanada: Sie existieren nicht „in der Welt", sondern nur in der linken Hirnhälfte und nur dann, wenn der Mensch an sie denkt. Nehmen wir einige der beliebtesten Überzeugungen: „Mein Land ist das beste"; „meine Religion ist die einzig wahre"; „ich finde, So-und-so sollte Präsident sein". Keine dieser Überzeugungen existiert aus sich heraus in der Welt, sondern nur im Denken und auch dort nur in dem Moment, in dem jemand sie durch den Denkprozess erzeugt.

Mehr noch, wenn jede und jeder etwas anderes glaubt, können wir nicht alle recht haben. Wie hoch ist die Wahrscheinlichkeit, dass allein Sie die richtigen Überzeugungen haben und alle anderen falsch liegen? Wenn Sie sehr stark mit der interpretierenden Instanz in Ihrer linken Hirnhälfte, wo Ihre Überzeugungen angesiedelt sind, identifiziert sind, kann es Ihnen so vorkommen, als seien Ihre Überzeugungen keine durch Denken erzeugte konstruierte Ansicht mehr, sondern als müsse es einfach so sein.

Überzeugungen sind sehr interessant, weil sie auf faszinierende Weise ganz konkret Macht über uns ausüben. Tatsächlich setzt die Wissenschaft dieses Werkzeug ganz gezielt ein und nutzt es als Kontrollinstrument – zumeist bekannt unter dem Begriff Placebo-Effekt.[28]

Ein Placebo ist eine Behandlung oder Verabreichung ohne Wirkstoffe. Ein Placebo kann also zum Beispiel ein Tropf mit physiologischer Kochsalzlösung oder eine Zuckerpille anstatt eines Medikaments sein. Der Placebo-Effekt tritt ein, wenn die Patientin oder der Patient ein Placebo erhält, aber glaubt, sie oder er erhalte die echte medizinische

Behandlung. Weil das Gehirn glaubt, es erhalte ein Medikament für eine bestimmte Symptomatik, verspürt die Patientin oder der Patient den „Effekt“ der Medikamenteneinnahme, obwohl ihr oder ihm nichts verabreicht wurde, was einen Wirkstoff enthält.[29]

Die genaue Wirkungsweise des Placebo-Effekts ist zwar noch unbekannt, doch offenbar löst die Überzeugung, man nehme eine Tablette zur Linderung einer bestimmten Erkrankung, im Gehirn dieselben Veränderungen aus wie die tatsächliche medikamentöse Behandlung. Das wurde zum Beispiel bei bestimmten Studien zum Placebo-Effekt bei Parkinson-Patienten beobachtet.[30] Der Placebo-Effekt ist also wohl eines der wirkmächtigsten Beispiele für die Verwechslung von Karte und Gebiet durch das Gehirn. Deshalb werden viele Experimente „blind“ durchgeführt, wie wir sagen, sodass die Probandinnen und Probanden nicht wissen, ob sie das echte Medikament erhalten oder nicht. Man kann jemandem nicht sagen, „Sie nehmen zwar nur eine Zuckerpille ein, aber ich möchte, dass Sie glauben, es handele sich um ein echtes, wirksames Medikament“ oder umgekehrt, „Sie erhalten ein echtes Medikament, aber ich möchte, dass Sie glauben, es handele sich nur um eine Zuckerpille“. Besäße das Gehirn diese Information, könnte es unmöglich „glauben“, das Gegenteil sei der Fall, oder einfach „so tun, als ob“, so sehr wir dies auch versuchen würden. Die Vorstellung, dass wir unsere Überzeugungen nicht steuern können, ist für die Wissenschaft von so grundlegender Bedeutung, dass eine Placebo- oder Kontrollgruppe (eine Gruppe, die im Rahmen eines Experiments untersucht und beobachtet wird, an der aber keine experimentellen Maßnahmen vorgenommen werden) sogar zur Definition eines Experiments dazugehört.

Einer der Grundsätze östlicher Philosophie und insbesondere des Buddhismus lautet, dass wir nicht unsere Gedanken und Überzeugungen sind. Wenn wir uns aber natürlich mit der interpretierenden Instanz identifizieren – wenn wir ihre Wirkung nicht kennen und von ihr beherrscht werden – könnten wir vielleicht doch behaupten, dass wir unsere Gedanken und Überzeugungen *sind.* Dies gilt insbesondere deshalb, weil wir manche Überzeugungen einfach nicht ändern können, selbst wenn wir wollten. Vorlieben, Abneigungen, Präferenzen und so weiter, all dies sind Beispiele für Überzeugungen, auf die wir wenig Einfluss haben. Könnten Sie zum Beispiel glauben, dass Sie keine Schokolade mögen, wenn Sie sie in Wirklichkeit lieben? Könnten Sie glauben, Sie seien Albert Einstein, wenn ich Ihnen eine Million Dollar gäbe? Ich meine nicht, einfach so zu tun, als ob. Könnten Sie Ihre zentralen Überzeugungen tatsächlich in ihr echtes Gegenteil verkehren? So sehr Sie sich auch bemühen würden, eine Überzeugung könnten Sie nicht willentlich herbeizwingen.

Die mangelnde Steuerbarkeit von Überzeugungen kann in glaubensbasierten Religionen ein Angstquell sein. Diese Glaubenssysteme sind oft so aufgebaut, dass das ewige Seelenheil oder die Moral von einem bestimmten Glauben abhängt. Da wir unsere Überzeugungen nicht steuern können, kann man so sein Seelenheil verwirken, was das Ganze ein bisschen zermürbend macht. Schlimmer noch, wenn Sie glauben, dass es ein allmächtiges Wesen gibt, das alle Ihre Gedanken lesen kann, können Sie nicht einfach etwas vorspielen oder erfinden, wie ich es zum Beispiel tue, wenn meine Frau mich fragt, welche Vorhänge mir gefallen und ich einfach irgendeinen nehme.

Schauen wir uns einmal an, inwiefern die übermäßige Identifizierung mit einer Weltanschauung Leiden verursachen kann. Was ist die größte Konfliktquelle zwischen Menschen? Weshalb bekämpfen wir einander? Sie brauchen nur einen beliebigen Nachrichtensender einzuschalten, um sehen zu können, welch großes Leid durch widerstreitende Glaubenssysteme entsteht. Ständig töten und sterben Menschen für ihre Überzeugungen, aber nicht für alle Überzeugungen – nur für die, an die sie glauben, ohne zu erkennen, dass es sich bloß um Überzeugungen handelt. So verwechselt die interpretierende Instanz die Wirklichkeit mit einer auf Gedanken beruhenden Überzeugung, und dies ist nur ein weiteres Beispiel für die Verwechslung von Karte und Gebiet. Die interpretierende Instanz in der linken Hirnhälfte erstellt und unterhält diese Thesen über die Welt nicht nur, sondern gibt ihnen auch den Anschein, als seien sie eine wirklichkeitsgetreue Darstellung der Welt. Dies ist äußerst beunruhigend, wenn man bedenkt, dass die linke Hirnhälfte über die Fähigkeit verfügt, Geschichten zu erfinden, die absolut nichts mit der Realität zu tun haben, wie sich in Studien erwiesen hat.

Um es ganz klar zu sagen, an einer Überzeugung ist solange nichts auszusetzen, wie man sie als das erkennt, was sie ist: das Ergebnis eines Prozesses, der sich in der linken Hirnhälfte abspielt sowie von einer Gruppe von Hirnzellen und der Neurochemie aufrechterhalten wird. Das alte Zen-Sprichwort, „Richtig und Falsch sind die Krankheit des Denkens“ weist exakt auf dieses Dilemma hin, weil „richtig“ und „falsch“ nur Überzeugungen sind, die zur Krankheit werden, wenn wir sie so ernst nehmen, dass wir glauben, „so ist es wirklich“.

Erst wenn wir zu erkennen beginnen, dass die interpretierende Instanz unsere Überzeugungen erschafft und aufrechterhält, können wir uns von der Vorstellung lösen, unsere Überzeugungen seien „richtig“. Dies macht uns aufgeschlossen für neue Ideen und die Möglichkeit, dass unsere Überzeugungen für das interpretierende Denken anderer „falsch“ sein könnten.

Wenden wir uns einen Moment nach innen und betrachten wir noch einmal die zentrale Frage dieses Buches. Übersteigt es unser Vorstellungsvermögen, dass die linke Hirnhälfte die bereits erwähnten Werkzeuge Sprache, Kategorisierung und Urteil nutzt, um die Überzeugung von einem individuellen Ich zu erschaffen? Und wenn ja, sind wir dann so sehr an diese Überzeugung gebunden, dass wir sie – genau wie andere Überzeugungen auch – als etwas betrachten, das „wirklich so ist“, statt schlicht als Überzeugung?

Mit dieser Möglichkeit vor Augen können wir erkennen, dass wir das individuelle Ich, sobald der Glaube daran erst einmal in uns verankert ist, weiter unterteilen und kategorisieren und dieses eingebildete Ich zu einem Selbstoptimierungs-Projekt machen. Dies führt zu der doppelten Überzeugung „so bin ich“ und „so will ich sein“, doch auch diese innere Spaltung ist wiederum nur eine Aktion der linken Hirnhälfte, die damit ihrer Aufgabe nachkommt, alles in gegensätzliche Kategorien zu unterteilen.

Geradeso wie die interpretierende Instanz die Außenwelt unterteilt und kategorisiert, arbeitet sie auch an der

Unterteilung und Kategorisierung der Innenwelt in die einander widersprechenden Überzeugungen von einem Kontrolleur (das momentane Ich) sowie etwas anderem, das kontrolliert werden muss (das künftige Ich), und erzeugt damit einen unlösbaren inneren Konflikt. Wir sind die einzige uns bekannte Art, die an sich glauben, sich selbst belügen, sich überzeugen, sich lieben oder hassen, sich akzeptieren, sich selbst zu etwas drängen und sich sogar zusammenreißen kann. Diese Überzeugungen sind grundlegend für die menschliche Erzählung und ebenso sehr Bestandteil der Dramen des antiken griechischen Dichters Homer wie der heutigen Schlagzeilen.

Erkundungen

Machen wir einmal ein paar ganz konkrete Experimente, um ans Licht zu bringen, wie die interpretierende Instanz in der linken Hirnhälfte vorgeht.

Die Macht von Ja und Nein erkennen

Diese Übung ähnelt dem Stroop-Effekt und basiert auf Forschungen zur Reaktion des Gehirns auf die Worte *nein* und *ja*.[31] Nehmen wir zum Beispiel einmal an, Sie stünden vor einer Plakatwand, auf der lediglich fett gedruckt NEIN steht. Wahrscheinlich würde Ihr Gehirn darauf reagieren, dass es NEIN geschrieben sieht. Stellen Sie sich andererseits vor, Sie sähen eine Plakatwand mit dem Slogan JA. Wahrscheinlich würde Ihr Gehirn auch darauf eine Reaktion zeigen.

Zwar würden sich beide Reaktionen teilweise entsprechen – Verwunderung, Neugier etc. – aber sie wären nicht dieselben. NEIN erzeugt ein bestimmtes Gefühl, JA ebenfalls. Legen Sie nun Ihre Hand so auf die Buchseite, dass Sie bei der nachfolgenden Illustration nur das Wort NEIN lesen können und lesen Sie es bewusst einige Male. Tun Sie dann dasselbe mit dem Wort JA. Bemerken Sie innerlich Unterschiede? Fühlt *ja* sich für Sie gut an, *nein* hingegen nicht? Dies lässt ahnen, welche Macht wir Worten zuschreiben.

NEIN **JA**

Stellen Sie sich nun eine letzte Plakatwand vor. Sie zeigt ein Wort auf Chinesisch oder Russisch oder in einer anderen Sprache, die Sie nicht lesen können. Ob auf dem Plakat in dieser Fremdsprache nun ja oder nein steht, ist irrelevant – weil Ihr Gehirn auf eine Form der Schriftsprache, die Sie nicht verstehen, wahrscheinlich überhaupt nicht reagiert hat. Vermutlich können Sie spüren, wie Sie innerlich auf die Worte *nein* und *ja* reagieren, wenn sie Ihnen ohne weiteren Kontext vorgelegt werden. Die Beobachtung dieser subtilen Wirkung macht deutlich, welche emotionale, mentale und sogar körperliche Verbindung wir zu Wörtern haben.

Wie Sie Ihre Überzeugungen erkennen

Können Sie Ihre Überzeugungen erkennen? Nehmen Sie etwa eine politische Präferenz. Vielleicht sind Sie überzeugt, dass die Sozialdemokraten ein Land wesentlich besser regieren könnten als die Konservativen oder umgekehrt. *Betrachten* Sie dies als eine Überzeugung oder *sind* Sie tatsächlich davon überzeugt? Ich lade Sie ein, sich einmal ein paar Minuten lang vor Augen zu führen, welche Vorteile die gegenteilige Position zu einer Ihrer liebsten Überzeugungen hat, denn so können Sie diese sehr gut als das erkennen, was sie ist: ein Gedanke, der nur in Ihrer linken Hirnhälfte existiert. Wenn Sie dies mit weiteren Überzeugungen machen, können Sie Ihre Identifikation mit der interpretierenden Instanz in Ihrer linken Hirnhälfte verringern.

Die Macht des Paradoxen

Bevor wir zum nächsten Schritt übergehen, wollen wir noch einen kurzen Blick auf die Macht des Paradoxen werfen, denn häufig stellt es der interpretierenden Instanz ein Bein und ist daher ein guter Ausschalter für alle, die ganz besessen sind von ihrer linken Hirnhälfte oder von ihr gesteuert werden. Auch für Menschen, die nicht ganz so stark mit der interpretierenden Instanz identifiziert sind, ist das Paradoxe attraktiv. Achten Sie darauf, wie sich das Bewusstsein verändert, wenn es vor folgende Ungereimtheiten gestellt wird:

„Der nächste Satz ist wahr.
Der vorhergehende Satz ist falsch.“

Hier ein weiteres Beispiel, bei dem es vielleicht ein wenig länger dauert:

„Dieser Saz enthelt drei Fehler.“

Es sind zwei Rechtschreibfehler, aber auch ein inhaltlicher Fehler, weil es nur zwei Fehler sind, was insgesamt drei Fehler ergibt, aber es gibt keinen realen dritten Fehler. Der Satz kann also nur wahr sein, wenn er falsch ist, was den Unterschied zwischen richtig und falsch verwischt.

Und zum Schluss Folgendes:

„Wer die letzten beiden Beispiele geschrieben hat,
kann nicht schreiben."

Können Sie das Rätsel lösen?

Vielleicht sind diese Paradoxa nur moderne Formen einer wesentlich älteren Praxis im Zen-Buddhismus: dem Einsatz von Koans, um dem interpretierenden Denken ein Bein zu stellen oder es vom ständigen Denken abzuhalten.[32] Paradoxa wie „Wie hast du vor deiner Geburt ausgesehen?" oder „Wie klingt das Klatschen einer Hand?" klingen aus der Sicht des interpretierenden Denkens dumm, weil sie nicht kategorisch zu beantworten sind.

KAPITEL 3

MUSTER-WAHRNEHMUNG UND DAS FEHLENDE ICH

Identität ist bloß ein Muster aus Ereignissen in Zeit und Raum. Verändere das Muster, und du hast den Menschen verändert.
Nisargadatta Maharaj

Im letzten Kapitel haben wir uns einige Werkzeuge der interpretierenden Instanz angesehen: Sprache, Kategorisierung, Überzeugungen und Urteile. Die linke Hirnhälfte nutzt diese Werkzeuge so, dass man sagen könnte, sie ist eigentlich eine Art Muster-Erzeugungsmaschine. Ich würde sogar behaupten, sie ist die am höchsten entwickelte Muster-Wahrnehmungsmaschine im ganzen Kosmos.

Dies wird deutlich, wenn man sich einmal überlegt, was Sprache und Kategorisierung gemeinsam haben: Beide Funktionen hängen von der Fähigkeit ab, Muster zu entdecken und festzulegen. In der Sprache muss man zum Beispiel das Muster der Zusammengehörigkeit von Subjekt und Prädikat festlegen, die Muster also, die Grammatik und Konjugation des Verbs vorgeben. Bei der Kategorisierung bestimmt das Muster, was zu einer Gruppe gehört und was nicht. Denken Sie daran, der einzige Unterschied zwischen „Verwirrung" und „Virwerrugn" ist die kategorische Anordnung der Buchstaben. Da die linke Hirnhälfte in diesen beiden Fertigkeiten unübertroffen ist, spricht dies für die Idee, dass die linke Hirnhälfte der Sitz der Mustererkennung ist.[33]

Wie auch bei Kategorien und Überzeugungen haben die meisten Menschen völlig vergessen, dass Muster nur im Denken und nicht in der äußeren Wirklichkeit existieren. Darüber hinaus gehört unsere Fähigkeit, Muster zu erkennen, so wesentlich zu der Art, wie wir die Welt erleben und uns in ihr bewegen, dass wir es noch nicht einmal immer bemerken, wenn unsere Muster wahrnehmende linke Hirnhälfte gerade wieder am Werk ist.

Zum Beispiel wäre das, was Sie gerade tun – lesen – nicht möglich ohne Ihre Fähigkeit, Muster zu erkennen. Zum Lesen gehört, eine Reihe von geraden und geschwungenen Linien sowie Punkten auf Papier zu sehen und einen Sinn darin erkennen zu können, und dies auf eine unglaublich beeindruckende und einzigartige Weise. So selbstverständlich ist uns diese Fähigkeit, dass wir völlig vergessen, dass wir eigentlich nicht mehr sehen, als Zeichen auf Papier. Dies kommt uns erst dann wieder zu Bewusstsein, wenn wir etwas in einer Sprache geschrieben sehen, die wir nicht verstehen – und auch dann nur teilweise, weil unser Denken auch dies als „eine Sprache, die ich nicht verstehe" erkennt. Wir sehen das Muster und kategorisieren es als „Fremdsprache".

Wenn wir gerade beim Thema Lesen sind, betrachten wir doch auch zwei verwandte Spezialitäten der linken

Hirnhälfte: Grammatik und Rechtschreibung.[34] Beide sind Muster, und beide haben Regeln, und Patienten mit geschädigter linker Hirnhälfte haben mit beidem Schwierigkeiten – in erster Linie, weil es beide Male darum geht, „richtige" und „unrichtige" Muster zu erkennen.

Was die Grammatik anbelangt, so sind 76 Prozent aller Sprachen der Welt entweder nach der Abfolge Subjekt, Objekt, Prädikat (Jim den Apfel aß) oder Subjekt, Prädikat, Objekt (Jim aß den Apfel) aufgebaut. Vielleicht ist es kein Zufall, dass Meister Yoda aus *Star Wars* mit seinen Anklängen an östliche Philosophien seine Sätze immer in der Reihenfolge Objekt, Subjekt, Prädikat aufbaut (zum Beispiel: „Vieles lernen du noch musst."). Englisch (und Deutsch, d. Ü.) sprechende linke Hirnhälften sind diesen Aufbau nicht gewohnt, und man fragt sich, ob dies bewusst oder unbewusst ein Versuch ist, die regeltreue interpretierende Instanz zu umgehen. Schließlich lautet Lukes Lektion, dass er, um Jedi zu werden, seinem Bauchgefühl mehr trauen muss als seinem interpretierenden Verstand.

Auch die Rechtschreibung ist auf unsere Fähigkeit zur Mustererkennung angewiesen. Wie unterscheiden sich „hieß" und „heiß" außer durch die Anordnung ihrer Buchstaben? Ich habe selbst große Schwierigkeiten mit Buchstabendrehern. Dieses Symptom der sogenannten Dyslexie oder Lese-Rechtschreibschwäche (LRS) steht wahrscheinlich in Zusammenhang mit der linken Hirnhälfte. Forschungen haben gezeigt, dass bei Menschen mit LRS in vielen Weltsprachen die linke Hirnhälfte sowohl kleiner ist (als bei Kontrollgruppen ohne LRS) als auch Areale aufweist, die von der „Norm" abweichen.[35]

Andere visuelle Ausdrucksformen sind vollständig auf unsere Fähigkeit zur Mustererkennung angewiesen. Sehen Sie sich einmal folgendes Bild an:

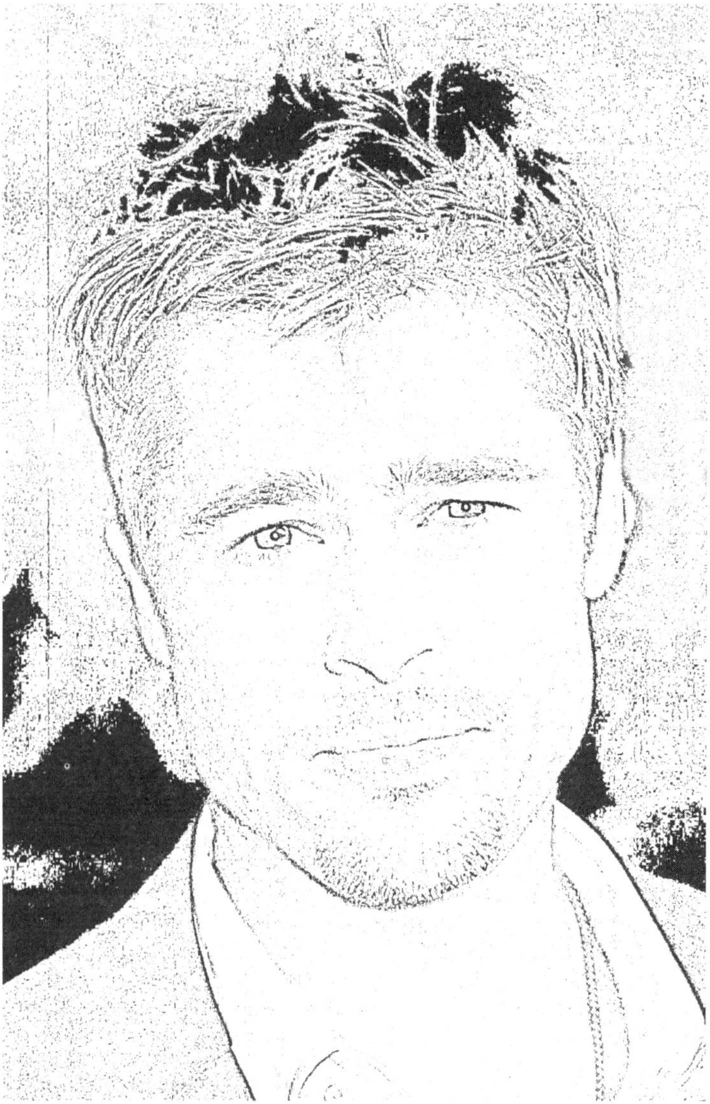

Viele werden darauf den Schauspieler Brad Pitt erkennen. Seien wir uns aber im Klaren darüber, dass dieses Bild lediglich aus *Farbpunkten auf Papier* besteht, und dass das Erkennen dieses Musters als Darstellung des Menschen, den wir als Brad Pitt bezeichnen, allein im Denken passiert. Auch hier ist es faszinierend zu sehen, welche Konsequenzen sich daraus ergeben, dass unsere linke Hirnhälfte in der Lage ist, in dieser Reihe von Farbpunkten ein Muster zu erkennen.

Wir sind uns sicher alle einig, dass dieses Bild nicht der „echte" Brad Pitt ist, sondern nur eine illusionäre Darstellung von ihm. Wenn wir nun wieder an die wichtigste Frage dieses Buches denken: Kann es sein, dass die linke Hirnhälfte nach innen schaut und dort eine illusionäre Darstellung namens Ich erkennt? Der große Unterschied ist selbstverständlich, dass im Gegensatz zu der Zeichnung von Brad Pitt fast jeder glaubt, dieses Ich sei echt.

Die Psychologie hat die Erkenntnis des Muster wahrnehmenden Teils des Gehirns wohl der Arbeit von Dr. Hermann Rorschach zu verdanken, der in den 1920er Jahren den berühmten Tintenklecks-Test entwickelt hat.[36] Bei einem Rorschach-Test werden die Studienteilnehmenden gebeten, einen Tintenklecks zu betrachten und dann anzugeben, was sie in dem Bild sehen. Sie können das hier selbst einmal ausprobieren. Sehen Sie sich die folgende Abbildung an und sagen Sie, welche Bilder Sie darin erkennen.

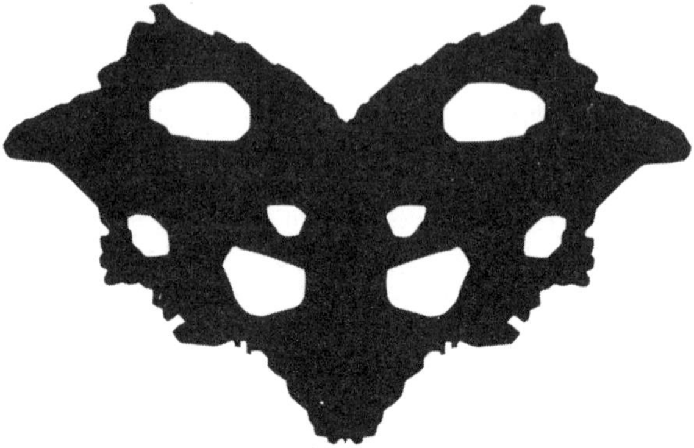

Man bezeichnet dies als *projektiven Test*, weil man zur Zeit seiner Entwicklung glaubte, dass die Patientinnen und Patienten innere oder unbewusste Themen auf den Tintenklecks projizieren würden. Tatsächlich aber hat Rorschach entdeckt, dass die Muster wahrnehmende Instanz in dem willkürlichen Klecks *immer* einen Sinn erkennen und etwas sehen kann.

(Das Hauptproblem bei diesem Test ist, dass die Patienten dabei zwar vielleicht bestimmte Tendenzen ihrer Muster wahrnehmenden Instanz offenlegen, diese aber wiederum nur durch eine weitere Muster wahrnehmende Instanz, nämlich die im Therapeuten, verarbeitet werden.)

Muster zu sehen, die gar nicht da sind, wie beim Rorschach-Test, mag zwar harmlos erscheinen, aber bei genauerem Hinsehen kann uns dies vielleicht einen Hinweis darauf liefern, wie die linke Hirnhälfte unsere Ich-Wahrnehmung erzeugt hat – indem sie nämlich ein Muster sah, das gar nicht da ist. Mit anderen Worten, vielleicht schaut unsere Muster-Wahrnehmungsmaschine nach innen, findet einen einzelnen Wahrnehmungspunkt, erinnert sich an eine Reihe von

Vorlieben und Abneigungen, Urteilen, Überzeugungen und so weiter und erzeugt das Muster „Ich“.

Mustererkennung ist in vieler Hinsicht ein hilfreiches und notwendiges Werkzeug, um sich in der Welt zurechtzufinden. Wahr ist aber auch, dass die linke Hirnhälfte durch die ständige Suche nach Mustern das Wahrgenommene in einer Art und Weise „verkompliziert“, die unnötig und nicht hilfreich sein kann. Zum Beispiel wurde in einer Studie ein einfacher Test durchgeführt, bei dem die Teilnehmenden raten sollten, ob ein Lichtpunkt am oberen oder unteren Bildschirmrand erscheinen würde. Was die Teilnehmenden nicht wussten: Der Punkt tauchte zufällig in 80 Prozent der Fälle am oberen Bildschirmrand auf. Fast alle schlossen schnell, dass er häufiger oben erschien, weil aber die linke Hirnhälfte ständig „das Rätsel zu lösen“ will, versuchte sie, ein festes Muster in dem zufälligen Geschehen zu erkennen. Daher rieten die Teilnehmenden nur in 68 Prozent der Fälle richtig. Diese Zahl mag immer noch beeindruckend klingen, aber als der Test mit Ratten wiederholt wurde, denen unsere komplizierte, Muster suchende interpretierende Instanz fehlt, tippten die Ratten immer auf oben und lagen daher in 80 Prozent der Fälle richtig.[37] *Dies ist ein perfektes Beispiel dafür, dass die interpretierende Instanz Zeit für die Suche nach einem Muster für eine Geschichte aufwendet, die es gar nicht gibt.* In diesem Fall hat unsere linke Hirnhälfte im Vergleich zu Ratten also „verloren“, und was am interessantesten ist: Kein einziger Teilnehmer hatte auch nur die geringste Ahnung, dass er Muster erschuf, die gar nicht vorhanden waren.

Dadurch, dass das Denken Muster sieht, wo keine sind, erschafft es Geschichten, die nicht wahr sind, und wie wir bereits besprochen haben, kann dies zu Leiden, Ängsten und Depressionen führen. Kehren wir noch einmal zu dem Beispiel mit meiner Freundin zurück, die glaubte, sie habe Probleme mit ihren Kolleginnen und Kollegen. Sie bekam mit, dass sie sich in Grüppchen in eine Ecke verzogen und miteinander tuschelten, und ihre linke Hirnhälfte vermutete ein Muster, nämlich, dass sie sich gegen sie verschworen. Eine Welle von Traurigkeit, Befürchtungen, Angst und so weiter brach über sie herein und sie zermarterte sich tagelang darüber den Kopf. Später fand sie heraus, dass ihre Kollegen eine Überraschungsparty zu ihrem Geburtstag geplant hatten. Mag dieses Beispiel auch trivial scheinen, so möchte ich Sie doch einladen, einmal zu beobachten, inwiefern Ihre eigene linke Hirnhälfte Muster sieht, die sich später als gar nicht vorhanden herausstellen, was dasselbe ist, wie in Gedanken Geschichten über Ereignisse zu erfinden, die einfach nicht wahr sind.

Es gibt auch Indizien dafür, dass Neurotransmitter unsere Fähigkeit zur Wahrnehmung von Mustern beeinflussen. Deshalb ist es wichtig zu erwähnen, dass sich unsere beiden Hirnhälften in ihrer Neurochemie unterscheiden.[38] In der linken Hirnhälfte dominiert Dopamin, in der rechten Hirnhälfte hingegen Serotonin und Noradrenalin. Mit Dopamin sind zahlreiche Funktionen verbunden; sie reichen von der Euphorie Frischverliebter bis zu Körperbewegungen. Seit den 1950er Jahren nimmt man außerdem an, dass Schizophrenie die Folge eines Dopamin-Überschusses ist. Zu den Kennzeichen der Schizophrenie gehört, dass Muster gesehen werden, die gar nicht vorhanden sind, also Halluzinationen.

Eine faszinierende Studie hat ergeben, dass Teilnehmende mit erhöhten Dopaminwerten häufiger Muster entdecken.[39] Die Studie hatte zwei Teilnehmenden-Gruppen: Eine bestand aus Menschen mit der Neigung, in zufälligen Bildern Muster zu erkennen (die Überzeugten), und die andere aus Personen, die dieselben zufälligen Bilder betrachteten und darin praktisch nie ein Muster erkannten (die Skeptiker). Bei dem Experiment wurden den beiden Gruppen Bilder gezeigt, auf denen sie erkennen mussten, ob sie ein echtes oder ein verzerrtes Wort oder Gesicht gezeigt bekamen. Beide Gruppen machten Fehler: Die Überzeugten sahen Muster, wo keine waren, und die Skeptiker übersahen oft, dass ein echtes Wort oder Gesicht auf dem Bildschirm erschien. Als bei beiden Gruppen der Dopaminspiegel erhöht wurde, machten die Skeptiker vermehrt den Fehler, Muster zu erkennen, wo keine waren. Dopamin steigerte die Musterwahrnehmung, selbst wenn keine vorhanden waren. Als das Dopamin nachließ, kehrte die linke Hirnhälfte der Skeptiker zum Normalbetrieb zurück, und auch ihre Antworten pendelten sich wieder bei den bisherigen Werten ein.

Eine weitere interessante Entdeckung der Musterwahrnehmungsforschung ist, dass die Neigung der Teilnehmenden, Muster zu erkennen steigt, wenn die Wissenschaftler ihr Ich-Erleben mit einer Gefahr konfrontieren.[40] Im Rahmen einer solchen Studie legten die Wissenschaftler den Teilnehmenden ein Bild vor, das lediglich aus visuellem Rauschen bestand (zufällige Variationen von Helligkeit und Farbe), entweder zu einem Zeitpunkt, zu dem sie sich sicher fühlten, oder unmittelbar vor dem Sprung aus einem Flugzeug.[41] Der Akt, aus einem Flugzeug zu springen, erzeugt die akute Angst, dass es mit dem als Ich bekannten

Muster bald vorbei sein könnte. Die Personen, die kurz vor dem Sprung standen, glaubten in den zufälligen Abbildungen eher ein Muster zu erkennen (Zahlen, die in das willkürliche Rauschen eingebettet wären) als die Kontrollgruppe.

Die Tendenz des Ich, durch vermehrtes Denken sein Selbstbild zu wahren, ist im Buddhismus nur allzu bekannt. Erfahrene Meditierende berichten, dass während der Meditation, wenn der Geist still zu werden beginnt und die Stimme im Kopf seltener spricht, oft eine Flut von Gedanken einsetzt, die für den Erhalt des Selbstbilds von größter Bedeutung sind. So können Meditierende erkennen, welche mentalen Geschichten und Gedankenmuster sie innerlich hauptsächlich beschäftigen, da sich das Denken in seinem Widerstand gegen die Verlangsamung darauf verlegt, diese Themen immer wieder durchzuspielen. Einige östliche Lehrer erklären, auf diese Weise „rede das Denken weiter", weil es nur so existieren könne. Dies steht im Einklang mit meiner Ansicht, wonach das Ich eher einem Verb als einem Substantiv gleicht. Es existiert nur, wenn wir dies denken, denn durch den Akt des Denkens wird es erschaffen.

Die Verbindung aus neuropsychologischen Studien und buddhistischer Lehre legt nahe, dass sich das Denken in dem Moment, in dem das Ich-Muster sich bedroht oder ausgeliefert fühlt, verändert, um eine neue oder neu interpretierte Version seiner selbst zu unterstützen. Diese Idee können Sie im Handumdrehen selbst überprüfen. Hatten Sie zum Beispiel schon einmal das Gefühl, Ihr Ich sei bedroht? Sind Sie sich schon einmal dumm vorgekommen oder war Ihnen etwas peinlich? In diesen Momenten war Ihre Selbstwahrnehmung nicht so sicher wie Sie dachten. Deshalb sind Sie wahrscheinlich dazu übergegangen, die Ereignisse neu zu interpretieren, um die unerwartete Veränderung zu erklären. Eine solche Neuinterpretation oder ein solches Umdisponieren kann auf unterschiedliche Weise erfolgen. Vielleicht werten Sie andere ab („deren Meinung zählt sowieso nicht“) oder Sie richten Ihre Identität anders aus („vielleicht bin ich ja nicht so reich wie die, aber dafür bin ich viel schlauer!“). Oder Sie konzentrieren sich darauf, wie patriotisch Sie sind oder wie spirituell oder auf irgendein anderes Ihnen wertvolles Ich-Muster, das einen Ausgleich für den Bereich schafft, in dem Ihr Ich sich bedroht gefühlt hat. Aus neuropsychologischer Sicht könnten wir sagen, dass alle diese Abwehrreaktionen durch den Mechanismus verursacht werden, mit dem die linke Hirnhälfte sich an unerwartete Musterveränderungen anpasst. Aus buddhistischer Sicht könnten wir sagen, dass das Ich sich als Reaktion auf seine drohende Auflösung neu erschafft. Meiner Ansicht nach ist beides ein und dasselbe.

2006 überprüften Dr. Travis Proulx und Steven Heine Studien aus mehreren Fachgebieten, um genau beschreiben zu können, was geschieht, wenn eine Überzeugung bedroht wird.[42] Dabei kamen sie zu dem Schluss, dass der Mensch sich in dieser Situation anderen Überzeugungen zuwendet und diese intensiviert. Mit ihren Worten: „Wenn gegen feste Überzeugungen verstoßen wird, erleben die Menschen einen Erregungszustand, der sie dazu bringt, andere Überzeugungen, auf die sie festgelegt sind, zu bekräftigen.“ Die Autoren berichten, dass Studie um Studie dasselbe Ergebnis erbrachte. Wird die Realität eines Musters hinterfragt, verstärken die Betroffenen zum Ausgleich ihren Glauben an ein anderes Muster. Das heißt, wenn der Glaube an die

Sicherheit und Unversehrtheit des Ichs erschüttert wird, nimmt eine andere Form der Eigenidentität zu.

Ich habe dies neulich selbst erlebt, als ich an meiner Universität an einer Zusammenkunft von etwa achtzig Fakultätsmitgliedern teilgenommen habe. Ich war mir nicht sicher, wozu diese Versammlung gut sein sollte und hatte bei den einleitenden Worten nicht besonders gut zugehört. Ohne mir etwas dabei zu denken, stand ich auf und stellte mich den anderen vor. Nach etwa drei Sekunden merkte ich, dass sich hier keiner vorstellte und ich mich in einer ziemlich absurden Situation befand. Ich setzte mich wieder, und meine interpretierende Instanz „drehte durch". Mal um Mal versuchte die Stimme in meinem Kopf, auf andere bekannte Muster in meinem Leben umzusteuern (etwa Familie oder Freunde), um die existenzielle Angst zu lindern und zu verhindern, dass ich mir allzu viele Gedanken um diese vermeintliche Bedrohung meines Ichs oder meines „Selbstwerts", mit anderen Worten, um meine peinliche Lage, machte.

Gelegentlich stößt unser innerer Musterwahrnehmer auch auf eine unerklärliche Verhaltensanomalie oder eine Handlung, die „so gar nicht zu uns passt", aber den Grund dafür herauszufinden und in das große Muster des Ichs einzuarbeiten, wäre ihm viel zu zeitaufwendig oder mühsam. In diesen Fällen verwirft die linke Hirnhälfte das Verhalten möglicherweise einfach als einen Moment, in dem wir „nicht wir selbst" waren oder in dem „etwas über uns gekommen" ist. Meistens bleiben diese Anomalien ein Rätsel und sind schnell vergessen, weil das *eine* große Muster wieder die Oberhand gewinnt.

All dies soll Ihnen bewusstmachen, dass auf Ihrem Hals die fortschrittlichste Musterwahrnehmungsmaschine des ganzen bekannten Universums sitzt, und dies fast völlig unbemerkt. Nicht einmal Computer mit der modernsten KI können mit der Musterwahrnehmung des Menschen mithalten. Wir sehen Muster, kategorisieren Dinge und erschaffen eine Sprache, um diese Muster zu beschreiben – und dies alles in Lichtgeschwindigkeit.

Nun stellen Sie sich wieder vor, was passiert, wenn so eine leistungsstarke Musterwahrnehmungsmaschine sich nach innen richtet. Hat überhaupt je die Chance bestanden, dass sie in den Gedanken und gedanklichen Reaktionen in Ihrem Gehirn *kein* Ich, *kein* konsistentes Etwas finden würde? Könnte das fehlende Ich – das die Neuropsychologie nicht finden kann und das laut Buddha gar nicht existiert – ein Trugbild sein, das eben jene Mechanismen des Gehirns selbst erzeugt haben? Ein interessantes Experiment, mit dem man dies herausfinden könnte, wäre möglicherweise, KI mit allen Eigenschaften der linken Hirnhälfte auszustatten und sie dann von der Leine zu lassen. Ich glaube, irgendwann würde auch sie nach innen blicken und glauben, sie habe ein Ich.

Abschließend möchte ich hinzufügen, dass diese Musterwahrnehmungsmaschine in der linken Hirnhälfte eine biologische Funktion ist, die ständig abläuft und praktisch nicht zu stoppen ist. Aus diesem Grund können wir allein dadurch, dass wir uns der Neigung der linken Hirnhälfte zur Musterwahrnehmung bewusstwerden, soweit kommen, diese Muster nicht mehr ganz so ernst zu nehmen. Dies hat entscheidende Vorteile für unsere Weltwahrnehmung, einschließlich einer Verringerung unseres Leidens.

Das fehlende Ich

Um alles bisher Besprochene zusammenzuführen, hätte ich gerne, dass Sie einmal die untenstehende Abbildung anschauen. Denken Sie dabei an die Lieblingsbeschäftigungen der linken Hirnhälfte: eine Geschichte zu erzählen, eine Erklärung zu erfinden, zu kategorisieren, Muster zu sehen, selbst wenn es nichts zu sehen gibt. Betrachten Sie die dunklen Kreise und die geknickten Linien auf der Abbildung als Darstellung der verschiedenen Parameter des Ichs, und in der Mitte befindet sich die Geschichte, die alles zusammenhält. Diese Geschichte wird durch das Dreieck in der Bildmitte dargestellt.

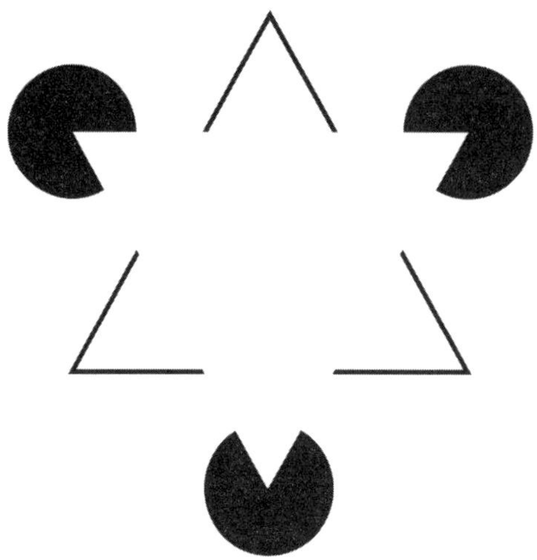

Wie Sie inzwischen festgestellt haben, gibt es in der Bildmitte kein wirkliches Dreieck. Dass wir es sehen, ist das Ergebnis unserer Interpretation der Auslassungen der umgebenden Linien und Kreise. Dieses Dreieck zu sehen, ist meiner Ansicht nach das Gleiche, wie Ihr individuelles Ich anzuschauen, denn beide entstehen auf dieselbe Art und Weise: als Rückschluss.

Derselbe Prozess in der linken Hirnhälfte, der es Ihnen erlaubt, die kategorischen Umrisse der Kreise und Linien zu sehen und das Bild des Dreiecks zu erahnen, hat auch nach innen geschaut und dort nach demselben Verfahren die Vermutung eines individuellen Ichs angestellt. Aufgrund der umliegenden Information sind sowohl das Dreieck als auch das innere Ich stark anzunehmen, bei näherem Hinsehen zeigt sich jedoch, dass sie eben nur Annahmen sind und keine reale physische Existenz besitzen.

Dies stimmt mit dem überein, was Buddhismus, Taoismus und andere östliche Denkschulen schon seit Jahrtausenden sagen. Das Ich, das wir für uns selbst halten, ist eine Illusion, eine Schlussfolgerung. Ich hoffe, dass Sie aus dem, was ich bisher dargelegt habe, ersehen können, dass mehrere neuropsychologische Studien inzwischen auf dasselbe hindeuten. Um es ganz klar zu sagen, die Behauptung, das Ich sei eine Illusion, bedeutet nicht, dass es das Ich überhaupt nicht gibt, sondern vielmehr, dass es einer Fata Morgana in der Wüste gleicht. Die Vision der Oase ist echt, die Oase selbst aber nicht. Ebenso ist auch das Bild vom Ich echt, bei genauer Betrachtung stellen wir jedoch fest, dass es eben nur dies ist – ein Bild und nicht mehr. Das Bild von beidem, von der Oase und vom Ich, ist in Wirklichkeit nur eine Idee oder ein Gedanke und nur in dem Moment vorhanden, in dem wir daran denken.

Die linke Hirnhälfte hat diese Ich-Illusion dadurch geschaffen, dass sie ein Muster kategorischer Unterschiede zwischen Ihnen und anderen wahrgenommen und diese Beobachtungen mit Erinnerungen, Vorlieben und der Perspektive des „Piloten“ kombiniert hat, der das Schiff unseres Gehirns und Körpers offenbar steuert. Unsere Definition des Ichs hängt in Teilen vom Unterschied zwischen uns und anderen ab. Es gibt kein „Ich“ ohne „Nicht-Ich“.

Im eigenen Leben ist dies recht einfach zu erkennen. Sein „Ich“ kategorisiert und definiert man in Relation zu anderen. Was mich anbelangt, so nutze ich Beschreibungen wie Vater, Professor, Autor und so weiter, um „mich“ von allen in meiner Umgebung zu unterscheiden. Wie machen Sie das? Wenn Sie sich für humorvoll und intelligent halten, dann ordnet diese Beurteilung Sie in gesellschaftliche Kategorien ein, die davon abhängen, dass andere einfacher gestrickt und weniger schlau sind. Sonst hätten Ihre Kategorien keinerlei Bedeutung. Wenn Sie extrovertiert sind, brauchen Sie Introvertierte zum Vergleich. Wenn Sie männlich sind, brauchen Sie das Weibliche, gerade so wie wir dies beim klassischen Umkehrsymbol des Taoismus sehen: Yang braucht Yin, um definieren zu können, was es ist.

Die Psychologie und viele Selbsthilfe-Methoden bewegen sich regelmäßig innerhalb dieser Kategorien, etwa wenn wir sagen „das ist, was ich bin und das ist, was ich sein möchte“. Wir erschaffen ein Bild von uns selbst, spalten es auf und leiden dann, wenn das eine imaginäre Bild mit dem anderen, „besseren“ imaginären Bild nicht mithalten kann. Wir wollen schlauer sein, attraktiver, erfolgreicher und so weiter, und alle diese Vorstellungen sind unser „Problem“. Das Tragische daran ist, dass wir nie erkennen, dass keiner dieser Zustände jemals zur vollständigen Zufriedenheit des Ichs erreicht werden kann, weil das Ich weiterhin denken muss, um zu existieren, und deshalb die Messlatte ständig höher legen sowie immer neue „Bestmarken" festsetzen wird, die wir verfehlen.

Zur Erinnerung: Wenn ich sage, wir leiden, dann meine ich in diesem Zusammenhang, dass wir Gedanken und Gefühle der Traurigkeit, der Enttäuschung, der Trauer und Ähnliches erzeugen, weil wir *eine* imaginäre Version unserer selbst zugunsten einer anderen ablehnen. Dies ist aber lediglich unsere linke Hirnhälfte in Aktion und nicht mehr. Wenn wir uns jedoch vollständig mit unserer linken Hirnhälfte identifizieren und glauben, dass sie uns ganz ausmacht, dann kann das Leid überwältigend sein.

Noch eine Warnung. Vielleicht haben Sie jetzt Schuldgefühle oder machen sich Vorwürfe, weil Sie nicht erkennen, dass die interpretierende Instanz ein durchschaubares Bild ist. Dies hilft bei der Überwindung des Leidens nicht im Geringsten, denn gerade diese Selbstgeißelung ist genau der Prozess, durch den sich die interpretierende Instanz ständig neu erschafft. Es ist lediglich eine Fortsetzung des Spiels „das ist, was ich bin" und „das ist, was ich sein will" und schafft nur neue Probleme, über die die interpretierende Instanz nachdenken kann. Denken Sie immer daran: *Denken bedeutet, in Kategorien zu denken, und daran führt kein Weg vorbei.* Der Trick ist, sich weniger mit seinen Gedanken zu identifizieren, sie nicht so ernst zu nehmen, sie eher als etwas zu betrachten, das eben vorkommt und nicht als reale Tatsachen.

Als letztes Beispiel betrachten Sie einmal die folgende Abbildung. Wo ist das Dreieck hin?

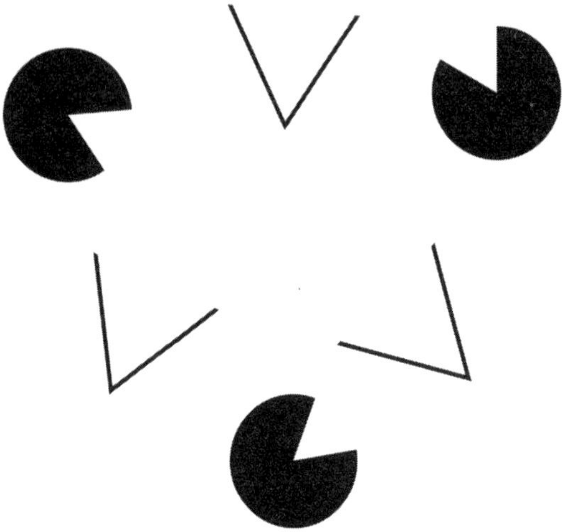

Das geschlussfolgerte Dreieck ist zwar weg, aber der Raum, der das Dreieck gebildet hat, ist keineswegs verschwunden; er war seit jeher reine Leere und ist dies immer noch. Vielleicht ist deshalb einer der wichtigsten Grundsätze östlicher Philosophien die Leere sowie die Auffassung, dass alles, was ist, aus der Leere hervorgeht. Wodurch können wir diese Leere überhaupt wahrnehmen? Vielleicht durch etwas, was wir Gewahrsein oder Bewusstsein nennen könnten (und worüber wir im nächsten Kapitel ausführlicher sprechen werden): einfach die Beobachtung, dass der Raum da ist. Eigentlich ist dies schon alles, was man darüber sagen kann, und natürlich hasst das die linke Hirnhälfte, denn als Liebhaberin von Sprache, Kategorien und Karten ist sie damit ans Ende ihrer Fähigkeiten gelangt und kann diese Werkzeuge nicht mehr gebrauchen.

Zu glauben, dass die interpretierende Instanz in der linken Hirnhälfte „Ich“ ist, ist meiner Ansicht nach in etwa so, als schaute man in den Nachthimmel und glaubte, das Sternbild Orion existiere da draußen tatsächlich als Wesenheit und nicht nur als eine Gruppe von Sternen, die aus einem bestimmten Winkel betrachtet vom Denken zu einem Muster zusammengefügt und mit einer Bezeichnung versehen worden ist. Mag es zunächst auch ein wenig deprimierend klingen zu erfahren, dass nichts in dem Sinne real ist wie wir dies glauben, so kann sich dadurch doch eine gewisse Erleichterung einstellen – so als könnten Sie eine schwere Last ablegen, von der man Ihnen gesagt hat, Sie müssten sie Ihr Leben lang mit sich herumtragen.

Das fiktive Ich kann man sich auch so vorstellen, dass seine Sucht, alles zu interpretieren, wie eine Droge wirkt. Jeden Tag braucht es seinen Schuss und verschafft ihn sich auf unterschiedliche Weise: Es erzählt Geschichten über das, was es wahrnimmt, es vergleicht sich mit anderen und kategorisiert, es beurteilt Dinge als richtig oder falsch – und es nutzt alle diese Prozesse, um Sie als „Sie selbst“ zu definieren.

Wie Ihnen inzwischen klar ist, kann dieses Denken eine riesige Ansammlung von Problemen mit sich bringen. Statt die Realität so anzunehmen, wie sie ist, ist die linke Hirnhälfte hoffnungslos süchtig nach Geschichten über die Wirklichkeit und deren Interpretation, was zwar zunächst ein kurzes Sinn-High verschafft, dann aber unweigerlich zum Absturz ins Leiden führt. Und die meisten Menschen erkennen noch nicht einmal, dass sich dieser Kreislauf abspielt.

Manche lehnen diese Idee vielleicht ab, weil sie so einfach ist. Wie kann es angehen, dass so viel menschliches Leid und menschliche Probleme schlicht auf eine außer Kontrolle geratene linke Hirnhälfte zurückzuführen sein sollten? Als Akademiker bekomme ich diese Abneigung gegen Einfachheit häufig zu hören, und ich kann nicht umhin, in ihr die Stimme der linken Hirnhälfte zu sehen, die sich zu komplexen Abstraktionen hingezogen fühlt und der einfache Wahrheiten daher verdächtig vorkommen. In diesem Sinne frage ich mich, ob nicht auch die Weltformel, die alle bekannten Kräfte im Universum miteinander in Zusammenhang bringt und erklärt, wenn sie denn eines Tages tatsächlich endlich jemand findet, für zu einfach befunden wird, als dass man ihr Glauben schenken könnte.

Bisher haben wir untersucht, wie die linke Hirnhälfte funktioniert, und gezeigt, wieviel von dem Leid, das wir als Menschen erleben, mit einer aus dem Gleichgewicht geratenen linken Hirnhälfte in Zusammenhang stehen könnte, die ein illusionäres Ich-Erleben erzeugt und behauptet, diese Illusion sei der wahre Herr im Haus. In den folgenden Kapiteln werden wir uns auf die rechte Hirnhälfte konzentrieren und darauf, inwiefern die interpretierende Instanz in der linken Hirnhälfte diese abgelehnt, entwertet oder heruntergespielt hat – dies alles meiner Ansicht nach zum Schaden für uns als Menschheit. Die gute Nachricht ist, dass Sie mit zunehmendem Bewusstsein für die Funktionen der rechten Hirnhälfte mehr innere Ausgeglichenheit und daher auch weniger Leiden erfahren.

Erkundung

Wie viele Ichs am Tag?

Die linke Hirnhälfte lässt sich von Beständigkeit verlocken, obwohl die Welt sich fortlaufend im Fluss befindet, wie der Buddhismus häufig betont. Dieses Bedürfnis nach Beständigkeit stützt die Illusion eines festen Ichs, das unveränderlich ist und alles im Griff hat. Nach allem, was wir bisher erfahren haben, könnten wir uns das Ich aber wohl zutreffender als einen Fluss vorstellen, dessen Gestalt sich in ständigem Vorwärtsfließen befindet. Genauso verändert sich unser Ich fortwährend durch Ideen, Wahrnehmungen und Gefühle.

In meinem Bewusstseinsseminar machen wir eine Übung, bei der wir uns einen ganzen Tag lang gewahr werden, wie viele Ichs auftauchen und wieder verschwinden. Das können Sie auch. Oberflächlich betrachtet entdecken Sie vielleicht zuerst ein „Arbeits-Ich" und ein „Freizeit-Ich", wenn Sie aber genau darauf achten, ändern sogar diese beiden sich von einem Moment auf den anderen. Am Arbeitsplatz zeigt sich *ein* Ich vielleicht im Kontakt mit einem Kollegen; ein weiteres Ich taucht auf, sobald ein zweiter Kollege den Raum betritt. Wenn Sie im Pausenraum ein Glas zerbrechen, dann zeigt sich in Ihrem Ärger oder Ihrer Verlegenheit vielleicht ein drittes Ich, bis Sie schließlich eine E-Mail erhalten, dass zur großen Erleichterung eines weiteren Ichs eine Besprechung plötzlich abgesagt wurde.

Manchmal stelle ich mir das einzelne Ich als Daumenkino vor. Wenn man einen Papierblock zur Hand nimmt, auf jedes Blatt ein Bild zeichnet, das sich jeweils leicht vom vorherigen unterscheidet und den Block dann rasch mithilfe des Daumens aufblättert, wirken die einzelnen Standbilder wie ein Film. In Wirklichkeit sind es hundert verschiedene Bilder, aber das Denken verbindet sie zu einer fortlaufenden Geschichte.

Nehmen Sie sich für diese Erkundung einen Tag Zeit und sehen Sie zu, ob Sie Ihre wechselnden Ichs entdecken können. Zählen Sie die Ichs wie sie kommen und gehen.

Zu beobachten, wie viele Ichs an einem Tag auftauchen, trägt zum Abbau der Illusion von einem einheitlichen Ich bei, das hinter allem steht. Aus der Erkenntnis, dass Sie keineswegs verpflichtet sind, immer der oder die gleiche zu sein, kann ein Gefühl der Freiheit erwachsen. Sie brauchen nicht zu versuchen, die ständigen Veränderungen in der Welt zu einem großen Ganzen zusammenzuleimen. Bei einem Ihrer Ichs taucht vielleicht Wut auf, aber dies ist nur *eine* Seite Ihres Daumenkinos, die schon bald durch ein anderes Gefühl, eine andere Wahrnehmung, einen anderen Gedanken ersetzt wird. Wie die Sonne auf- und untergeht, so werden auch Ihre Ichs kommen und gehen. Es ist gar nicht nötig, an manchen festzuhalten und andere zu meiden. Es muss keinen Konflikt zwischen diesen Ichs geben – den Kampf zwischen Ihrem „Sünder-Ich" und Ihrem „Heiligen-Ich" können Sie bleiben lassen. Dies setzt eine Unmenge mentaler Energie frei und ändert unser Welterleben grundlegend.

Zu guter Letzt können Sie versuchen zu beobachten, dass es zwischen dem Auftauchen der verschiedenen Ichs Momente gibt, in denen Sie so sehr in eine Tätigkeit versunken sind, dass das Ich gar nicht spürbar vorhanden ist. Dies verweist auf eine zentrale Frage dieses Buchs: Wo ist das Ich, wenn niemand daran denkt?

KAPITEL 4

DIE GRUNDLAGEN DES BEWUSSTSEINS DER RECHTEN HIRNHÄLFTE

Stille ist die Sprache Gottes.
Alles andere ist eine schlechte
Übersetzung.
Rumi

Im Dezember 1996 hat sich die Geschichte der Neurowissenschaft für alle Zeiten verändert. Damals erlitt Dr. Jill Bolte Taylor einen Schlaganfall, der ihre linke Hirnhälfte zum größten Teil ausschaltete.[43] Durch einen großen kosmischen Zufall hatte es eine Neuroanatomin getroffen. Mit anderen Worten, Dr. Taylor war jemand, die ihr Leben vor dem Schlaganfall mit der Etikettierung und Kategorisierung des Gehirns zugebracht hatte, und dies mit eben jenem Teil ihres Hirns, der nun zum ersten Mal ausgeknipst worden war – womit das Bewusstsein ihrer rechten Hirnhälfte ins Rampenlicht treten konnte.

Jahre später, nach ihrer Genesung, war Taylors linke Hirnhälfte in der Lage, die Geschichte zu erzählen. Während des

Schlaganfalls war ihre ständige innere Stimme erstmals verstummt. Als das innere Gerede zum Schweigen kam, so berichtet sie, „löste ich mich von den Erinnerungen an mein Leben [und] sah mich einem wachsenden Gefühl der Gnade gegenüber". Sie konnte nicht mehr wahrnehmen, wo ihre Grenzen waren, wo sie aufhörte und alles andere anfing. Sie empfand sich eher als flüssig denn als fest. Sie war vollständig im gegenwärtigen Moment, eingebettet in eine tiefe Ruhe. Kategorien wie gut oder schlecht und richtig oder falsch wurden eher als Kontinuum denn als unverbundene Gegensätze erlebt. Das Ich ihrer linken Hirnhälfte, das sie, Jill, als abgegrenztes Wesen betrachtete, hatte nicht mehr die Oberhand über ihr Bewusstsein. In ihrer rechten Hirnhälfte (oder vielleicht im „rechten Geist"?) empfand sie Dankbarkeit und Zufriedenheit. Die rechte Hirnhälfte war mitfühlend, fürsorglich und ewig optimistisch. Mit ihren Worten: „Ich glaube, die Buddhisten würden sagen, ich bin in die Seinsweise eingetreten, die sie als Nirwana bezeichnen."

An dieser Stelle ist unbedingt darauf hinzuweisen, dass die Neurowissenschaft bis heute herauszufinden versucht, was Taylors Erfahrung für unser Verständnis des Gehirns genau zu bedeuten hat. Wie Taylor selbst muss man sich allerdings geradezu fragen, ob ihre Erfahrung nicht der des Buddha ähnelte und der Laotses oder der alten Hindus, die die Veden verfasst haben. In mancher Hinsicht ist ihre Erfahrung genau das, was viele zu erreichen hoffen, wenn sie meditieren oder Achtsamkeit praktizieren.

Natürlich würde sich niemand als Methode zur Erleuchtung auf einen lebensbedrohlichen Schlaganfall einlassen wollen. Ein praktikablerer Ansatz könnte da eher in der folgenden Frage liegen: Was würde passieren, wenn wir die linke Hirnhälfte „herunterregeln" könnten? Würde dies bedeuten, dass die linke Hirnhälfte die rechte nicht mehr hemmen könnte? Vielleicht ist die Glückseligkeit der rechten Hirnhälfte ja ständig da, nur identifizieren wir uns nicht damit? Wenn Sie sich im Buddhismus etwas auskennen, kennen Sie vielleicht den Satz, „du bist schon ein Buddha, du weißt es bloß noch nicht". Aufgrund dessen, was Taylor widerfahren ist, könnte man vermuten, dass diese Prozesse in der rechten Hirnhälfte bis zu einem gewissen Grad bereits stattfinden und wir uns nur noch irgendwie mit ihnen verbinden oder identifizieren müssen. Oder vielleicht müssen wir einfach auf sie aufmerksam, für sie wach werden? Schließlich heißt *Buddha* schlicht „jemand, der wach ist".

Taylors linke Hirnhälfte wieder auf ein funktionstüchtiges Niveau zu heben, erforderte jahrelange Reha-Maßnahmen. Sogar nach dieser Erfahrung der Glückseligkeit hat sie also sehr intensiv daran gearbeitet, die Funktionstüchtigkeit ihrer linken Hirnhälfte wiederherzustellen. Sie brauchte sie noch, um sich in der Welt bewegen und ihre Arbeit fortsetzen zu können. Vielleicht hängt die Zukunft unseres Glücks davon ab, dass wir ein Gegengewicht zur interpretierenden Instanz in unserer linken Hirnhälfte finden. Das Ziel lautet meiner Ansicht nach nicht Dominanz der rechten Hirnhälfte und ganz bestimmt nicht Ausschalten der linken, Ziel muss es vielmehr sein, das zu erreichen, was Buddha als Mittleren Weg bezeichnet hat.

Könnte die Jill Bolte Taylor nach dem Schlaganfall ein lebendiges Beispiel für diesen ausgewogenen Weg sein? Sie spricht davon, dass sie sich heute bewusst dafür entscheiden kann, sich in die Glückseligkeit der rechten Hirnhälfte zu versetzen, die sie liebevoll als „La-La-Land“ oder „Traumland“ bezeichnet, aber sie kann sich auch auf die Verarbeitung mit der linken Hirnhälfte konzentrieren, um ihre Arbeit zu erledigen, mit anderen zu kommunizieren und die alltäglichen Probleme zu lösen, die sich im Leben nun einmal stellen.

Eine nähere Betrachtung der rechten Hirnhälfte

Nachdem wir uns auf die linke Hirnhälfte konzentriert haben, ist es nun an der Zeit, uns eingehend mit der rechten Hirnhälfte zu befassen und zu schauen, ob das, was die Neurowissenschaft über diese Hemisphäre herausgefunden hat, ebenfalls die Idee stützt, dass das Ich eine Fiktion ist.

Natürlich geraten wir an diesem Punkt auch in einen Konflikt. Da Sie wahrscheinlich kein Split-Brain-Patient sind, der dieses Buch im Rahmen einer kontrollierten Studie liest, werden beide Hälften Ihres Gehirns die nun folgenden Informationen aufnehmen. Deshalb ermutige ich Sie dazu, besonders darauf zu achten, wenn die linke Hirnhälfte – die im Gespräch das Heft in der Hand behalten will – die folgenden Ideen ganz oder teilweise als „unwichtig“, „sinnlos“ oder „dumm“ verwerfen oder auf andere Weise ablehnen möchte, um ihre Dominanz zu wahren.

Denken Sie daran, dass Ihre rechte Hirnhälfte zwar nicht im herkömmlichen Sinne sprechen, Sprache aber sehr wohl selbstständig verstehen kann, wie die Studien an den Split-Brain-Patienten gezeigt haben. Wie gut Sie die hier dargelegten Ideen verstehen, hängt selbstverständlich davon ab, wie gut ich sie erklären kann, könnte aber auch ein Hinweis darauf sein, wie weit Sie sich von Ihrer Identifizierung mit der interpretierenden Instanz in der linken Hirnhälfte zu lösen vermögen. Werfen wir also einen genaueren Blick auf die sprachlose rechte Hirnhälfte, denn wie Sie schon bald sehen werden, ist sie ein passendes Beispiel für das uralte Axiom, dass Weisheit oft im Schweigen liegt.

In vieler Hinsicht ist die rechte Hirnhälfte das Yin zum Yang der linken Hirnhälfte.

Zum Beispiel geht die rechte Hirnhälfte im selben Maße, wie die linke kategorisch ist, alles, was sie wahrnimmt, umfassender an. Statt die Dinge in Kategorien einzuordnen und Urteile zu fällen, die die Welt aufteilen, richtet die rechte Hirnhälfte ihre Aufmerksamkeit auf das Gesamtbild und verarbeitet die Welt als Kontinuum. Ist die Aufmerksamkeit der linken Hirnhälfte fokussiert und eng, so ist die der rechten Hirnhälfte breit gestreut, wachsam und auf das große Ganze ausgerichtet. Wo sich die linke Hirnhälfte auf die lokalen Bestandteile konzentriert, verarbeitet die rechte Hirnhälfte die umfassende Form, die die Bestandteile erzeugen.[11] Die linke Hirnhälfte ist sequentiell, sie unterteilt die Zeit in „davor" und „danach", die rechte Hirnhälfte hingegen ist ganz auf den gegenwärtigen Augenblick ausgerichtet. Die Erfahrung, die Taylor schildert, erscheint schlüssig, sobald wir verstehen, wie die rechte Hirnhälfte Informationen verarbeitet.

Die Unterschiede zwischen linker und rechter Hirnhälfte kann man auch in der Form zusammenfassen, dass die linke Hirnhälfte das Sprachzentrum, die rechte das räumliche Zentrum ist. Dies ist zwar zugegebenermaßen reduziert gedacht, zugleich aber eine hilfreiche Möglichkeit, Jahrzehnte der Forschung zusammenzufassen. Sprache ist kategorisch; beim Lesen oder Sprechen betrachtet sie eng fokussiert jedes Wort für sich. Wenn wir den Raum um uns herum verarbeiten, haben wir es auf einmal mit dem Ganzen zu tun, nicht mit einzelnen Teilen, sondern damit, wie alle Teile miteinander verbunden sind, so wie etwa auf einem Bild.

Betrachten Sie die die folgende Abbildung, um die Auswirkungen dieser räumlichen Verarbeitung zu erkennen.

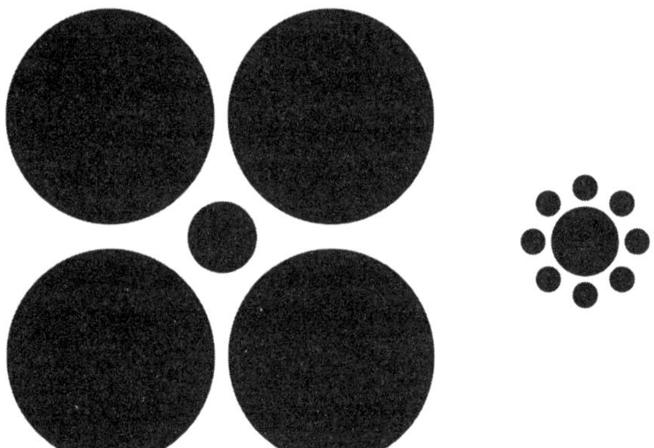

Welcher Mittelkreis wirkt größer? Die überwiegende Mehrheit derer, die dieses Bild anschauen, wird sagen, dass der rechte Mittelkreis größer aussieht. Wie Sie wahrscheinlich bereits vermutet haben, funktioniert diese Illusion deshalb, weil die linke Hirnhälfte die Daten verarbeitet, kategorisiert und vergleicht, um eine Einschätzung abzugeben. Anhand kategorischer Unterschiede wie größer und kleiner entwickelt die interpretierende Instanz eine Abstraktion. In Wirklichkeit sind beide Mittelkreise gleich groß, aber der linke wirkt kleiner, weil er mit den kategorisch größeren Kreisen um ihn herum verglichen wird, wohingegen der rechte Mittelkreis im Vergleich zu den kategorisch kleineren Kreisen um ihn herum größer wirkt.

In einer raffinierten Studie, die zeigt, mit welcher Genauigkeit die rechte Hirnhälfte räumliche Informationen verarbeitet, bauten Wissenschaftler die oben dargestellte Illusion für die Teilnehmenden mit Bauklötzen unterschiedlicher Größe nach.[45] Die Studienteilnehmenden wurden gebeten, den mittleren Stein in jeder Baugruppe herauszunehmen, und ihr Verhalten wurde dabei sorgfältig auf Video aufgezeichnet. Die rechte Hirnhälfte arbeitete perfekt. Selbst wenn die linke Hirnhälfte „dachte", die mittleren Steine seien verschieden groß, hielt die rechte Hirnhälfte Daumen und Finger exakt gleich weit auseinander. Das heißt, die rechte Hirnhälfte ließ sich von der Illusion nicht so sehr in die Irre führen wie das „Ich".

Dieses Experiment führt uns noch zu einem weiteren entscheidenden Missverständnis über die rechte Hirnhälfte. Als die Teilnehmenden in die Bauklotz-Kreise hineingriffen, dachten sie nicht darüber nach, ob sie ihre Finger genau gleich weit auseinanderhielten. Aus Sicht der linken Hirnhälfte erfolgte ihre Entscheidung also unbewusst. Das Etikett „unbewusst" ist im wissenschaftlichen Sprachgebrauch negativ besetzt und damit eine subtile Methode, mit der die linke Hirnhälfte ihre Rolle als Herrin des Geschehens behauptet. Die Wirkung dieser Bezeichnung zeigt sich fächerübergreifend in vielen wissenschaftlichen Disziplinen.

So stuft die westliche Wissenschaft und Philosophie zum Beispiel körperliche und mentale Funktionen, die kein bewusstes Denken oder keine bewussten Interpretationen erfordern, größtenteils als weniger wichtig ein. Dabei ist jedoch unbedingt festzuhalten, dass *Philosophen und Neurowissenschaftler diese Dinge nur deshalb als „unbewusst" stempeln, weil sie sich außerhalb der Sprachsphäre abspielen,* obwohl sie durchaus ein komplexes neurologisches Verhalten darstellen. Man denke als grundlegende Beispiele nur einmal an das kardiovaskuläre oder das Verdauungssystem. Beide vollbringen ständig sehr komplexe Dinge – Dinge, die ohne das Gehirn nicht stattfinden könnten – weil sich ihre Tätigkeit aber außerhalb des Aufgabengebiets des Denkens der linken Hirnhälfte abspielt, schenkt ihnen die interpretierende Instanz keine besondere Aufmerksamkeit. Doch ganz ähnlich wie die Funktionen dieser lebenswichtigen und notwendigen Systeme, sind auch die Aktivitäten der rechten Hirnhälfte eine Form des Bewusstseins, die wir zu verwerfen und abzuwerten gelernt haben – wie nicht weiter verwunderlich, durch die linke Hirnhälfte.

Sie können das unmittelbar am eigenen Leib erleben. Nehmen Sie sich einen Augenblick Zeit und heben Sie Ihren Arm über den Kopf. Wie haben Sie das gemacht? Können Sie es erklären? Müssen Sie erst überlegen, *wie* Sie Ihren Arm bewegen sollen, oder bewegen Sie ihn einfach? Wenn man sagt, der Akt des Bewegens sei gewissermaßen unbewusst, macht man das Denken zum Herrn über das Geschehen. Für Bewegung ist Denken aber gar nicht erforderlich. Natürlich können Sie denken, „ich möchte jetzt meinen

Arm bewegen“, der Akt als solcher aber braucht keine verstandesmäßige Unterstützung.

Als nächstes möchte ich gerne, dass Sie die Hand nach einem beliebigen Gegenstand in Ihrer Nähe ausstrecken und ihn greifen. Dies zeigt Ihre Fähigkeit, die Entfernung zwischen Objekten im Raum – ihre räumliche Realität – exakt zu bestimmen. Haben Sie problemlos etwas in die Hand genommen? Oder hat Ihre Hand sich nach etwas ausgestreckt und völlig danebengegriffen? Wahrscheinlich ersteres. Wie sehr haben Sie nun im Sinne des klassischen interpretierenden Bewusstseins darüber nachgedacht? Können Sie mir erklären, *wie* Sie den Gegenstand gegriffen haben? Auch hier war Denken nicht erforderlich; Sie haben es einfach getan. Weil für das Greifen nach einem Gegenstand keine Geschichte erforderlich ist, waren Sie sich offensichtlich nicht bewusst, wie man es macht – was wiederum an unserer Neigung liegt, uns mit einem auf Sprache beruhenden, interpretierenden Bewusstsein zu identifizieren. Allerdings ist hier unbedingt zu bemerken, dass beide Beispiele – entweder den Arm über den Kopf zu heben oder einen vor Ihnen liegenden Gegenstand zu greifen – hoch komplexe und bewusste Handlungen sind, auch wenn sie sich außerhalb der Sprachsphäre abspielen. Es wird ihnen lediglich sehr wenig Bedeutung beigemessen, weil die linke Hirnhälfte sich gern als Herrin des Geschehens aufspielt.

Da wir noch nicht einmal Worte haben, mit denen wir beschreiben könnten, wie wir eine Bewegung ausführen, erscheint die Frage, ob diese Bewegung bewusst erfolgt, vielen sicher sinnlos. Auf die Frage „Wie haben Sie das gemacht?“, antworten meine Studierenden überwiegend mit einem ausdruckslosen Blick und der Bemerkung:

„Keine Ahnung, ich hab's einfach getan". Dass wir diese Handlung als unbewusst abtun, ist eine Folge unserer übermäßigen Abhängigkeit vom sprachbasierten Bewusstsein, ohne das sich unser interpretierender Musterwahrnehmer die Welt nicht vorstellen kann.

Das Bewusstsein der rechten Hirnhälfte erleben

Wie kann man sich also des Systems der rechten Hirnhälfte bewusster werden? Nun, in gewissem Sinne sind Sie sich dessen schon recht bewusst, doch unsere Tendenz, die Welt hauptsächlich durch die Brille der interpretierenden Instanz zu sehen, erweckt den *Anschein*, Sie wären es nicht. Wenn ich „Sie" sage, meine ich damit natürlich nicht Ihr Ich, weil das Ich das Bewusstsein der rechten Hirnhälfte gar nicht erfahren kann, selbst wenn es wollte, da es ja nur ein Konstrukt der linken Hirnhälfte ist. Es gibt zwar viele Methoden, sich der Aktivitäten der rechten Hirnhälfte bewusst zu werden, da uns aber Bezeichnungen und Worte fehlen, kann es schwierig sein, diese Bewusstseinsform zum Ausdruck zu bringen. Werfen wir dennoch einen kurzen Blick auf einige Möglichkeiten.

Yoga, das es seit Jahrtausenden gibt und das schon in den ältesten religiösen Schriften Indiens erwähnt wird, versetzt Sie ins Bewusstsein der rechten Hirnhälfte. Sie führen Bewegungen aus, Sie fühlen sich dabei normalerweise wohl, Sie sind sich bewusst, was Sie tun, aber es gibt sehr wenig, woran Sie „denken" müssen. Tatsächlich ist es am besten, wenn Sie dabei ganz „im Moment sind“ und sich nicht in den Machenschaften der interpretierenden Instanz verirren. Ich kann mir nicht vorstellen, dass auch nur ein einziger Yoga praktizierender Mensch der Meinung wäre, man sei dabei unbewusst. Interessant finde ich auch, dass das Wort *Yoga* „Einheit“ bedeutet, die Einheit Ihres wahren Selbst mit dem übrigen Universum.

Auch Meditation in ihren verschiedenen Formen bringt Sie ins Bewusstsein der rechten Hirnhälfte. Beim *Zazen,* der Sitzmeditation, die in den meisten Zen-Schulen ausgeübt wird, werden Anfängerinnen und Anfänger oft angeleitet, sich auf ihren Atem zu konzentrieren, was ihre Aufmerksamkeit auf den gegenwärtigen Augenblick lenkt. Hierbei fällt außerdem auf, dass Atmen bei den meisten Menschen einfach geschieht, wir uns dessen aber nicht in dem Sinne bewusst sind, dass wir darauf achten. Über das Atmen müssen wir nicht nachdenken, ein weiterer Grund, warum sehr viele Meditationsformen es besonders hervorheben. Denken Sie an die Formen der Bewegungsmeditation: Tai-Chi und Qigong. Diese uralten östlichen Praktiken werden ausgeübt, um das Chi, die innere Energie zu mehren. Zwar kann es ein Leben lang dauern, bis man sie wirklich beherrscht, aber die Grundformen sind sehr einfach. Beide enthalten Bewegungswechsel von links nach rechts und wieder zurück, wobei die Bewegungen mit dem Atem koordiniert werden. Richtig ausgeübt, ist man sich dabei ganz ohne verbale Bezeichnungen der Bewegung im Raum bewusst.

Niemand würde behaupten, auch nur eine dieser Praktiken sei unbewusst; viele beschreiben sie vielmehr als hellwache Bewusstseinsform, die sich schwer in Worte fassen lässt. Doch bloß, weil etwas nicht in Worte zu fassen ist, wird es deshalb nicht unbewusst. Dies spiegelt die Weisheit der antiken östlichen Philosophen wider, die sagen, die reale Welt lasse sich nicht in Worte fassen, und alles, was sich in Worte fassen lasse, sei nicht die reale Welt.

Möglicherweise ist es auch das Bewusstsein der rechten Hirnhälfte, wenn man sich in der sogenannten „Zone“ befindet. Bekannt wurde der Begriff durch den Basketball-Spieler Michael Jordan, der damit den Zustand beschrieb, in dem er Korb um Korb warf, ohne darüber nachzudenken. Andere kommen ganz von selbst in diesen Zustand, wenn sie in bestimmte Tätigkeiten vertieft sind, die kein bewusstes Denken erfordern, etwa beim Spielen eines Musikinstruments, bei körperlicher Aktivität, bei Kreativität in jeglicher Form, im Gebet oder in der Meditation oder sogar beim Reparieren eines Motorrads wie in dem berühmten Roman *Zen oder die Kunst, ein Motorrad zu warten* von Robert M. Pirsig.

In der „Zone“ zu sein, ähnelt stark dem von dem Psychologen Mihaly Csikszentmihalyi so bezeichneten *Flow,* womit er das Erleben beschreibt, wenn man völlig in einer Tätigkeit aufgeht. *Flow* definiert er als „völliges Aufgehen in einer Tätigkeit um ihrer selbst willen. Das Ich fällt weg. Die Zeit verfliegt. Jede Handlung, jede Bewegung und jeder Gedanke folgen unweigerlich aus den vorhergehenden, wie im Jazz. Das ganze Wesen ist beteiligt, und man setzt seine Fähigkeiten im höchsten Maße ein.“[46] Am Rande bemerkt: Es ist witzig, dass er gerade Jazz als Beispiel herausgegriffen hat, denn wie sagte doch der große Musiker Louis Armstrong: „Wenn du fragen musst, was Jazz ist, dann wirst du es nie wissen.“

Nachdem man in der Zone oder im *Flow* war, blickt das interpretierende Bewusstsein manchmal zurück und beansprucht die Erfahrung entweder für sich („das habe ich prima gemacht") oder verwirft sie als unbedeutend – beides subtile Methoden, mit denen es seine Überlegenheit als Herr des Geschehens wahrt. Wahrscheinlich erleben Sie das Bewusstsein der rechten Hirnhälfte ständig, weil aber der „Herr des Geschehens" die Kontrolle über die Sprache hat und Sprache ein sehr überzeugendes Werkzeug sein kann, beansprucht er diese Erfahrungen entweder für sich oder beachtet sie erst gar nicht. Stellen Sie sich einmal die rechte Hirnhälfte vor Gericht vor, wo sie von einem Anwalt der linken Hirnhälfte befragt wird. Wie soll die rechte Hirnhälfte die Geschworenen davon überzeugen, dass sie bewusst ist, wenn alle Spielregeln von der sprachorientierten linken Hirnhälfte bestimmt werden?

Eine weitere, recht bekannte Möglichkeit, das Bewusstsein der rechten Hirnhälfte zu erfahren, ist zu guter Letzt die Achtsamkeitspraxis, die mit dem Buddhismus und anderen östlichen Traditionen am häufigsten verbunden wird. In diesem Kontext wird Achtsamkeit definiert als vollständig im gegenwärtigen Augenblick zu sein, zu beobachten, was in der Außenwelt und in der eigenen Innenwelt geschieht – seine Gedanken, Gefühle, Empfindungen. Meist lernt man in der Achtsamkeitspraxis, die Machenschaften des eigenen Geistes zu beobachten, ohne ihnen allzu viel Bedeutung in Form eines Urteils zukommen zu lassen – denn wie Sie sich sicher erinnern, ist dies eine Stärke der linken Hirnhälfte. Achtsamkeitslehrer erklären, wenn ein Gedanke aufkommt, kann man ihn einfach wahrnehmen, statt an ihm festzuhalten, und dann seine Aufmerksamkeit wieder auf den gegenwärtigen Augenblick lenken, anstatt der Gedankenkette nachzuhängen, bis sie eine Geschichte über die Realität bildet. Achtsamkeitspraxis bedeutet, in der Realität zu sein und sie zu beobachten, statt über sie nachzudenken – als sei man ein Beobachter gegenwärtiger Ereignisse, im Inneren wie im Äußeren. Daraus erhebt sich die Frage, wer die Beobachtung anstellt. Könnte es das Bewusstsein der rechten Hirnhälfte sein? Auf diese Frage werden wir noch zurückkommen, aber bis dahin können wir erkennen, dass Achtsamkeitspraxis eine Methode des In-der-Welt-seins ist, die unsere Identifizierung mit der interpretierenden Instanz in der linken Hirnhälfte verringert. Weil unsere interpretierende Instanz so konstant ist, müssen wir Achtsamkeit *üben*.

Alle diese Beispiele für das Bewusstsein der rechten Hirnhälfte konzentrieren sich auf Erlebnisse im gegenwärtigen Augenblick und in einem Tun und Sein, das über Denken und Sprache hinausgeht. Die rechte Hirnhälfte agiert nach dem Motto der Firma Nike, „*Just do it!*" – „Mach es einfach!", und ich bin mir sicher, wenn sie könnte, würde sie genau dies hinausbrüllen. Ein Instrument zu spielen, erlernt man nicht, indem man über das Instrument nachliest, man muss üben. Einen Korb im Basketball wirft man nicht, indem man darüber nachdenkt; man muss ihn werfen. Und man kann dies nur im gegenwärtigen Augenblick tun.

Man könnte sagen, die Essenz des Bewusstseins der rechten Hirnhälfte besteht darin, dass sie Dinge tut, ohne darüber nachzudenken, womit ich meine, ohne Sprache oder Gedanken. Dies erschwert es, darüber zu schreiben – oder auch nur darüber nachzudenken!

Manchmal frage ich meine Studierenden: „Welchen Anteil Ihres Daseins macht das Tun aus im Gegensatz zum Denken?" Ich lasse sie einen Moment überlegen, dann verrate ich ihnen, dass dies in gewissem Sinn eine Fangfrage ist, da ja der denkende Verstand die Einschätzung vornimmt. Diese Frage erinnert mich an die hier gebräuchliche Redensart „*You can't get there from here*" (in diesem Sinne: „So kommen wir nicht weiter", d. Ü.). Dies trifft es genau, wenn man versucht, vom System der linken Hirnhälfte aus Einblick ins System der rechten Hirnhälfte zu gewinnen. Selbst wenn die linke Hirnhälfte über sich hinausgehen will, gerät sie doch immer nur tiefer in sich hinein.

Bei meinem ersten Sparring in einer Kampfkunst habe ich dies selbst erlebt. Ich erzielte schnell einen Punkt, weil ich nicht nachdachte ... ich machte einfach. Als ich dann anfing zu denken, wie toll es wäre, wenn ich gewinnen würde, ließ meine Leistung rapide nach. Nicht *was* ich dachte, wirkte sich negativ auf meine Leistung aus, sondern, *dass* ich überhaupt dachte.

Vielleicht haben deshalb die alten Philosophen des Ostens das nichtsprachliche Bewusstsein in einem Ausmaß geschätzt, das für moderne westliche Menschen nur schwer zu verstehen ist. Auch hier holt die Neuropsychologie langsam auf, ist aber noch nicht ganz so weit. Beachten Sie das folgende Zitat des Advaita-Vedanta-Meisters Nisargadatta Maharaj: „In eurer Welt ist das Unausgesprochene nicht existent. In meiner haben die Worte und ihr Inhalt kein Sein. ... Meine Welt ist real, während eure aus Träumen besteht." In einer Welt der Abstraktionen zu leben – basierend auf Sprache, Vorstellungen, Überzeugungen,

Mustern – heißt, in einer Traumwelt statt in der Realität zu leben.

Eine der wichtigsten Lehren des Zen-Buddhismus lautet, das Bewusstsein wieder in die Realität zu bringen und aus seiner Verirrung in der Welt des Abstrakten zu erlösen. Wenn sich meine Studierenden allzu sehr in Abstraktion auf Abstraktion verlieren, klatsche ich in die Hände, und zwar so laut, dass auch die in der letzten Reihe aus dem Schlaf hochschrecken. Dann sage ich ihnen, dass sie in dem Moment, in dem sie durch das Klatschen aufgeschreckt sind, wach waren ohne zu denken: Das ist Zen.

Bei einem Fußballspiel meines Sohnes unterhielt ich mich mit einem anderen Fußball-Papa über Stress im Beruf. Ich versuchte zu erklären, dass Stress zum größten Teil daher rührt, dass fiktive Geschichten zu ernst genommen werden, aber es fiel ihm schwer, die Geschichte (die Interpretation der linken Hirnhälfte) von der Realität (den Beobachtungen der rechten Hirnhälfte) zu trennen. Also deutete ich aufs Fußballfeld und führte ihm vor Augen, dass „da draußen" kein Fußballturnier stattfindet, dass es „da draußen" keine Mannschaften gibt und keine Punkte erzielt werden, sondern ausschließlich in der kollektiven Fiktion in unseren Köpfen. „Da draußen" rennen lediglich eine Menge kleine Jungs herum und kicken einen Ball, alles andere ist die Geschichte, die wir darum herum bauen. In der Realität der rechten Hirnhälfte gibt es keine Sieger oder Verlierer, keine Mannschaften oder Meisterschaften, sondern nur Sein und Tun. Nachdem ich ihm dies alles erklärt hatte, sah er mich mit ausdruckslosem Blick an und wechselte schnell das Thema.

Denken Sie einmal an dieses Fußballturnier. Alles, was über das Sein und Tun der Jungen, die einen Ball über ein Spielfeld kicken, hinausgeht, ist eine Geschichte. Sieger, Verlierer, Wettkämpfe – dies alles beruht auf Kategorien, Etiketten, Mustern. Sprache und Denken stellen die Werkzeuge zur Verfügung, um diese Geschichten zu erschaffen. So wie dieses Fußballspiel kann man sich auch unser ganzes Leben, ja sogar unser Ich-Erleben denken. Die abstrakten Geschichten als solche sind nicht das Problem, dieses entsteht erst, wenn man sich in ihnen verliert. Unser Leiden kommt daher, dass wir uns von diesen Geschichten mitreißen lassen und vergessen, dass sie nicht die eigentliche Realität sind.

So ist die Geschichte immer eine Illusion; sie existiert nur im Denken, und dies auch nur dann, wenn wir dabei sind, sie mit Worten oder in Gedanken zu erzählen. Vielleicht können Sie erkennen, dass dies nicht nur für die Geschichte gilt, sondern auch für den Geschichtenerzähler, das Ich, das selbst eine sehr überzeugende Illusion ist und nur dann existiert, wenn jemand daran denkt.

Wir haben noch kaum an der Oberfläche der erstaunlichen Fähigkeiten der rechten Hirnhälfte gekratzt. Und vergessen Sie nicht: Etwas über die Funktionen der rechten Hirnhälfte zu lesen, ist nicht dasselbe, wie sie zu erleben. Praktiken wie Meditation, Yoga, Tai-Chi und Achtsamkeit sind wunderbare Ausgangspunkte. Später werden wir uns der Suche nach einem ausgewogenen Ansatz zuwenden, mit dem wir uns die Vorteile der interpretierenden Instanz erhalten können, ohne uns in ihrer Geschichte zu verlieren. Bis dahin erkunden wir weiter die rechte Hirnhälfte und graben einige Aspekte aus, unter denen sie als schlauer betrachtet werden könnte als die linke. Lesen Sie sorgfältig – oder achtsam, sollte ich wohl eher sagen – weiter, denn Ihrer interpretierenden Instanz wird dies wahrscheinlich ganz und gar nicht gefallen ...

Erkundungen

Einfach machen!

Die rechte Hirnhälfte ist das „Macher"-Zentrum des Gehirns. Eine Möglichkeit, mit der rechten Hirnhälfte besser in Kontakt zu kommen, besteht darin, die linke Hirnhälfte aus Tätigkeiten auszuschließen, indem man etwas völlig grundlos tut – nicht für Geld, nicht um an sich zu arbeiten, sondern einfach um der Tätigkeit selbst willen. Das Ich in der linken Hirnhälfte denkt in Begriffen von Ursache und Wirkung, und damit eine Tätigkeit den Aufwand lohnt, muss sie ein positives Resultat erbringen, was allerdings das tatsächliche Tun erschweren kann. Das Tun um seiner selbst willen scheint fast immer mit Aktivitäten verbunden, die der rechten Hirnhälfte zuzuordnen sind, von Dichtkunst bis Musik.

Tun Sie einmal am Tag etwas völlig Grundloses. Da man Spontaneität nicht planen kann, egal, was Ihre linke Hirnhälfte dazu meint, geben Sie der Gelegenheit Raum. Wenn Ihnen irgendwann danach ist, aufzustehen und spazieren zu gehen, dann tun Sie es – nicht, weil Sie frische Luft schnappen wollen oder weil die Arbeit langweilig ist, sondern weil Sie die Neigung dazu verspüren und dieser jetzt „völlig grundlos" nachgehen.

Bewusstes Atmen

Schließen Sie die Augen und werden Sie sich *eines* Atemzugs bewusst. Richten Sie Ihre Aufmerksamkeit auf Ihren Körper und holen Sie langsam durch die Nase Luft. Spüren Sie, wie die Luft Ihre Lunge füllt und wie Brust und Bauch sich weiten, während Sie sich frischen Sauerstoff zuführen. Halten Sie die Luft eine Sekunde lang an. Achten Sie auf die Anspannung in Ihrer Brust, wenn Sie den Atem anhalten, auf die Stille um sich und in Ihnen. Dann lassen Sie den Atem langsam und kontrolliert durch Ihren Mund entweichen. Vielleicht möchten Sie dabei einen Ton von sich geben, etwa „Ahh“ oder „Om“. Wenn Sie sich so auf Ihren Körper und den Akt des Atmens konzentrieren, entreißen Sie der plappernden linken Hirnhälfte die Kontrolle und ermöglichen sich, eine Körperfunktion zu erkunden, die normalerweise an die „unbewusste“ rechte Hirnhälfte delegiert wird. Schon mit einem einzigen Atemzug können Sie dies umkehren und zu der Person werden, die atmet.

Dies hat sich zu einer meiner liebsten Übungen entwickelt, denn egal wie beschäftigt sich die linke Hirnhälfte wähnt, die Zeit für einen einzigen bewussten Atemzug ist immer vorhanden. Unterschätzen Sie nie, wieviel Macht ein einziger bewusster Atemzug hat, um sich aus einer Fantasie der linken Hirnhälfte herauszuholen und wieder in die reale Welt zu bringen. Und wundern Sie sich nicht, wenn aus einem Atemzug zwei oder drei werden – machen Sie's einfach!

Der Fake-News-Detektor

Hatten Sie schon einmal ein Aha-Erlebnis, in dem Ihnen wie aus heiterem Himmel plötzlich eine Erkenntnis kam?

Die Arbeit des Neurowissenschaftlers V. S. Ramachandran legt nahe, dass die rechte Hirnhälfte als Gegengewicht oder Regulator zu den Geschichten fungiert, die die interpretierende Instanz in der linken Hirnhälfte ständig erzählt, und immer dann „eingreift", wenn die Geschichten zu abwegig werden.[47]

Häufig berichten Menschen, dass sie durch einen Schock fähig wurden, eine große Veränderung vorzunehmen – sei es, sich aus einer Missbrauchsbeziehung zu befreien oder die Notwendigkeit einer beruflichen Veränderung zu erkennen. Die Geschichte, die bis dahin sinnvoll erschien, wird schwer erschüttert. Ramachandrans Arbeit deutet darauf hin, dass in diesem Moment Ihre rechte Hirnhälfte Ihrer linken klargemacht hat: „Hey, jetzt ist deine Geschichte zu realitätsfern." Dabei „denkt" die rechte Hirnhälfte nicht in dem Sinne, wie wir dies mit der linken Hirnhälfte gleichsetzen, sondern sie beobachtet vielmehr die Indizien und signalisiert der linken Hirnhälfte, dass es an der Zeit ist, aufzuwachen.

Interessanterweise kann es sein, dass die linke Hirnhälfte – genau wie bei den Split-Brain-Patientinnen und Patienten, mit denen wir uns an früherer Stelle in diesem Buch befasst haben – sich selbst das Verdienst an solchen Momenten zuschreibt und dann etwa sagt: „Heute ist mir eine Erkenntnis gekommen" oder „Mir ist etwas klargeworden". Das Ich in diesen Sätzen ist natürlich die interpretierende Instanz in der linken Hirnhälfte und war eher die Ursache als die Lösung des Problems. Der rechten Hirnhälfte, die kein Ich hat und Verdienste nicht braucht, ist dies unterdessen egal – Hauptsache die Veränderung wird vorgenommen. Wann hatten Sie in Ihrem Leben ähnliche plötzliche Erkenntnisse? Woher, denken oder vielmehr spüren Sie, sind diese im Lichte dieser Forschung gekommen?

KAPITEL 5

SINN UND VERSTÄNDNIS

Alles verstehen heißt alles verzeihen.

Buddha

Sinn und Verständnis sind zwei der grundlegenden Prozesse, die in der rechten Hirnhälfte stattfinden. Dies überrascht meine Studierenden oft, da doch scheinbar die linke Hirnhälfte für das gesamte Denken zuständig ist. Doch wie Sie in diesem Kapitel sehen werden, konzentriert sich die linke Hirnhälfte auf die Teile, während die rechte das Ganze betrachtet, und hier sind Sinn und Verständnis angesiedelt. Erkennbar wird dies am besten an einem Beispiel, machen wir also eine kurze Übung. Lesen Sie folgenden Abschnitt aus „*Context and Memory*" von M. Klein sehr sorgfältig durch:

> Eine Zeitung ist besser als eine Zeitschrift. Ein Strand ist ein besserer Ort als die Straße. Am besten rennt man erst los, statt zu gehen. Vielleicht müssen Sie es

> ein paarmal probieren. Es erfordert ein wenig Geschick, ist aber leicht zu erlernen. Es macht schon kleinen Kindern Spaß. Sobald es gelingt, sind die Schwierigkeiten minimal. Vögel kommen kaum einmal zu nahe heran. Bei Regen saugt er sich aber schnell voll. Problematisch kann es auch werden, wenn es zu viele gleichzeitig machen. Man braucht sehr viel Platz. Wenn es keine Komplikationen gibt, kann es sehr geruhsam sein. Ein Stein dient als Verankerung. Wenn der aber nicht hält, bekommen Sie keine zweite Chance.[48]

Wie wirkt das auf Sie? Nicht ganz richtig, stimmt's? Vielleicht ein bisschen willkürlich oder sinnlos? Sehr wahrscheinlich hat Ihr interpretierendes Bewusstsein jedes Wort für sich erfasst, die einzelnen Definitionen verstanden, und doch keinen übergreifenden Sinn begriffen, der alles miteinander verbinden würde. Lesen Sie nun das Ganze noch einmal, dieses Mal aber in dem Wissen, dass es in dem Abschnitt ums Drachensteigen geht. Jetzt ergibt alles Sinn, nicht wahr? Möglich wird dies durch die rechte Hirnhälfte.

Fast jede kognitive Aufgabe ist auf Sinn angewiesen. Sinn ermöglicht uns, Informationen im Kurzzeit- oder im Langzeitgedächtnis zu behalten und ist daher die Grundlage von Kognition. Stellen Sie sich zum Beispiel einmal vor, Sie müssten sich einen der beiden folgenden Sätze merken. Für welchen würden Sie sich entscheiden und warum?

1. Friedensnobelpreisträger Martin Luther King jun. hat am Lincoln Memorial eine Rede über Bürgerrechte gehalten.
2. Apfel-lila Bank, in Texas flogen sieben Wale südwärts, Gleiten über Straßen macht Ofenrost schneller.

Beide Sätze haben die gleiche Anzahl an (teils zusammengesetzten) Wörtern, aber fast jeder findet wohl, dass man sich Satz 1 viel besser merken kann als Satz 2. Dies liegt daran, dass wir ihn in sinnvollen Einheiten verarbeiten können, sodass also aus „Martin Luther King jun." ein einziges sinnvolles Informationspaket wird und nicht mehrere.[49] Weil er Sinn ergibt, kann man sich Satz A leichter merken.

Wenn ich auf den Fluren meiner Uni Studierende sehe, die sich Fakten für eine Klausur mithilfe von Karteikarten einprägen wollen, muss ich mich mit aller Gewalt zusammenreißen, ihnen nicht spontan einen Vortrag über die Bedeutung von Sinn sowohl für das Kurzzeit- als auch für das Langzeitgedächtnis zu halten. In den 1970er Jahren wurde in der Psychologie mit dem sogenannten „*Levels-of-processing*-Ansatz" die Theorie der Verarbeitungsebenen eingeführt; ebenso gut hätte man sie aber auch als Sinnebenen bezeichnen können.[50] Die Theorie war sehr einfach: Wenn man den Sinn verarbeitet, merkt man sich den Satz; verarbeitet man aber nur die oberflächlichen Merkmale, indem man sich den Satz vorliest oder die Worte anschaut, vergisst man ihn.

Dies passiert ständig. Wenn Sie wieder einmal ein Buch vor der Nase haben und sich wirklich merken wollen, was Sie lesen, dann lesen Sie zwei oder drei Abschnitte, klappen das Buch zu und fragen sich: „Was habe ich gerade gelesen?“ Sie können das jetzt sofort machen. Schlagen Sie das Buch zu und sprechen Sie laut vor sich hin, worum es in diesem Kapitel bisher gegangen ist. Womöglich stellen Sie zu Ihrer Überraschung fest, dass sich eine große Leere vor Ihnen auftut, weil Sie nur die oberflächlichen Merkmale verarbeitet haben. Doch wenn Sie üben und sich diese Frage beim Lesen regelmäßig stellen, können Sie sich den Sinn immer besser merken und Ihre Lektüre im Langzeitgedächtnis speichern.

Sinnfindung bedeutet aber natürlich nicht nur, Ihre Merkfähigkeit zu verbessern. Sinnfindung könnte sogar der Sinn des Lebens sein. In *Trotzdem Ja zum Leben sagen,* einem der beeindruckendsten Bücher über die Bedeutung von Sinn für das Menschsein, schildert der Psychiater Viktor Frankl seine Erfahrungen in einem Konzentrationslager im Zweiten Weltkrieg.[51]

Er beginnt mit einem umformulierten Zitat von Friedrich Nietzsche: „Wer ein Warum zu leben hat, erträgt fast jedes Wie.“ Frankl argumentiert, das Gefühl der Gefangenen für einen Sinn und ein Ziel habe ihnen den Antrieb gegeben, in den Lagern überleben zu können. Er kommt zu dem Schluss, dass Sinn wichtiger ist als Glück, und bezeichnet seine Therapieform daher als *Logotherapie,* denn *logos* lässt sich mit „Sinn“ übersetzen.

Frankl glaubte, dass „gerade das Streben nach Glück das Glück verhindert“. Inzwischen befindet sich die Psychologie – und ein Großteil unserer Kultur – seit mindestens dreißig Jahren geradezu auf einem Kreuzzug des Strebens nach Glück. Die aktuelle Forschung bestätigt jedoch Frankls Erkenntnis. So hörten bei einer Studie alle Teilnehmenden

Musik, und die eine Hälfte gab sich größte Mühe, dabei glücklich zu sein.[52] Die Hälfte, die versuchte, glücklich zu sein, war *weniger glücklich* als die Gruppe, die einfach nur zuhörte. In einer anderen Studie wurde festgestellt, dass Menschen, die Glück einen hohen Wert beimessen, mehr negative Gefühle haben.[53] Natürlich hat Buddha bereits vor langer Zeit erklärt, dass Verlangen zu Leiden führt; dies gilt offenbar auch für das Verlangen nach Glück.

Alle frisch gebackenen Eltern können Ihnen sagen, dass Sinn etwas anderes ist als Glück. Ja, Eltern zu werden, ist wohl mit der eindeutigste Weg, Ich-Glück für Sinn aufzugeben und nie wieder tauschen zu wollen. Da ich zum Stillen nicht tauge, bestand meine Aufgabe als junger Vater im Windelwechseln. Ich habe Tausende Windeln gewechselt, und ich erinnere mich lebhaft an die Unmengen Flüssiges und Festes, die mir in diesen ersten Jahren entgegengekommen sind. Mein Schlaf reduzierte sich auf weit weniger als die Hälfte der bisherigen Menge. Äußerlich betrachtet war mein Dasein von Moment zu Moment in vieler Hinsicht unglücklich. Dennoch würde ich um nichts auf der Welt das Elternsein wieder eintauschen wollen, weder damals noch heute. Nur Sinn macht einen solchen Handel zu etwas, für das man dankbar ist.

Oder um es anders auszudrücken, wenn man ein Warum hat, wird man mit jedem Wie fertig.

Verständnis

Meist lernen wir, dass man etwas versteht, indem man darüber nachdenkt. Deshalb wird Verständnis auf den ersten Blick oft mit der linken Hirnhälfte gleichgesetzt. Dies bezeichne ich als „interpretierendes Verständnis", denn es fragt danach, wie einzelne Dinge einander ursächlich bedingen. Es gibt aber auch eine andere Art von Verständnis. Sie steht im Zusammenhang mit dem, was wir über Sinn gesagt haben, und hängt davon ab, dass man ein ganzes System von Geschehnissen umfassender in den Blick nimmt. Sehen wir uns einmal beide Verständnistypen an, um zu erkennen, wie sie sich voneinander unterscheiden.

Die Schriften Isaac Newtons, dessen Werk die Grundlage der modernen Naturwissenschaft bildet, folgen einem Muster des interpretierenden Verständnisses. Zum Beispiel betrachtet man im Westen das Universum immer noch weitgehend als eine große Maschine, ähnlich einem Uhrwerk. Ein einfaches mechanisches Uhrwerk hat ein paar Zahnräder, eine Energiequelle und ein Aufzugssystem, die alle zusammenarbeiten, damit sich ein paar Zeiger über ein Ziffernblatt bewegen. Stellen Sie sich vor, Sie verstünden sämtliche Teile einer Uhr und ihr Zusammenwirken in allen Einzelheiten. Dann könnten Sie Zahnräder und Ziffernblätter auseinandernehmen und wieder zusammensetzen, ohne dabei je zu wissen, was eine Uhr ist oder was sie macht. Genauso verhält es sich mit dem Universum – das schmale Fenster des interpretierenden Bewusstseins nimmt immer nur eine Sache auf einmal wahr und ist sich völlig im Unklaren darüber, was alles zusammenhält. Die Suche nach dem wahren Verständnis einer Uhr – oder des

Universums – ist wie das Lesen des Abschnitts über das Drachensteigen: Wahres Verständnis erfordert mehr als die Kenntnis der Einzelteile.

Als klassisches Beispiel nennt Newton eine Billardkugel, die an eine andere stößt. Wir können *sehen*, dass eine Kugel die nächste anstößt, und dabei geschieht hübsch eins nach dem anderen. *A* stößt an *B*, und daraufhin bewegt sich *B*. Jeder Teil des Vorgangs ist mit Worten zu beschreiben, und alles, was nicht mit Worten zu beschreiben ist, gehört nicht dazu. Wenn wir Newtons Version des Universums so erklären, dass eine Kugel die andere in Bewegung versetzt, kann die linke Hirnhälfte sagen: „Ich verstehe." Warum macht mein Auto ein komisches Geräusch? Weil der Auspufftopf ein Loch hat und ausgetauscht werden muss. Warum habe ich Magenschmerzen? Weil zu viel Säure da ist und ich ein Medikament nehmen muss, um dies zu beheben. Dass eins das andere verursacht, liegt im Kern der Naturwissenschaften und spiegelt wider, wie das interpretierende Denken vorgeht, wenn es die Welt in Teile, Kategorien und Unterschiede spaltet. Die linke Hirnhälfte tut dies, ohne dabei je zu begreifen, dass sie ohne das Vermögen der rechten Hirnhälfte, dieses Unterfangen anzuleiten und den Sinn des Ganzen zu verstehen, niemals dazu fähig wäre.

Damit soll nicht gesagt sein, dass die einfache Verständnisform der linken Hirnhälfte nie mit der Realität übereinstimmt. Manchmal geht das komische Geräusch in meinem Auto tatsächlich weg, wenn ich den Auspufftopf austausche. Wenn ich einen Säureblocker nehme, tut mir mein Magen nicht mehr weh. Diese Form des Verständnisses hat entscheidend zu eben jenen Durchbrüchen beigetragen, die uns das Fliegen ermöglicht und uns auf den Mond gebracht haben und dank derer wir heute in autonom fahrenden Wagen sitzen.

Eins nach dem anderen zu betrachten, ist also ein notwendiger und hilfreicher Prozess, der allerdings grundlegend auf die umfassendere Sichtweise angewiesen ist, die in der rechten Hirnhälfte stattfindet. Wenn man bedenkt, dass die linke Hirnhälfte sich gerne als Herrin des Geschehens ausgibt, ist dies geradezu ironisch. Wir brauchen die rechte Hirnhälfte, um den Sinn und Zweck eines Autos oder unseres Verdauungssystems zu verstehen. Nur dann können wir uns auf die einzelnen Teile konzentrieren, aus denen diese übergeordneten Prozesse bestehen.

Metaphern

Versuchen wir einmal, dies in einem Modell zusammenzufassen, das die linke Hirnhälfte besser verstehen kann – denn Ihre rechte Hirnhälfte hat es bereits begriffen. Eine gute Methode dafür sind Metaphern und Gleichnisse (eine Sonderform der Metapher). Damit eine Metapher überhaupt einen Sinn ergibt, muss man Verbindungen herstellen können, die nicht erkennbar sind, wenn man sich ausschließlich auf die linearen Teile konzentriert.

Wenn man etwa beschreiben will, was Liebe ist, könnte man sagen: „Die Liebe ist wie eine Rose: Schön, aber mit Dornen, die manchmal weh tun können." Am Arbeitsplatz können wir „die Nase vorn" haben, „den Kürzeren ziehen" oder „es an die Spitze schaffen". Mit diesen Metaphern bilden wir eine Abstraktion einer Wahrnehmung ab.

Metaphern sprechen zwar sowohl die linke als auch die rechte Hirnhälfte an, aber auch hier ist die linke Hirnhälfte wieder auf die rechte angewiesen. Metaphern stellen Verbindungen her, die über die wörtliche Bedeutung hinausgehen – auch wenn die linke Hirnhälfte sie manchmal zu wörtlich nimmt. Stellen Sie sich vor, jemand würde Ihnen eine Idee als „Gedankenfutter“ anbieten, aber Sie würden ablehnen, mit der Begründung, Sie hätten gerade erst gegessen.

Entsprechend kann es eine hilfreiche Metapher sein, sich das Universum als uhrwerksähnliche Maschine vorzustellen. Lässt man der linken Hirnhälfte bei dieser Metapher jedoch freie Hand, könnte sie uns mit ihrem wörtlichen Verständnis zu einer tragischen Schlussfolgerung verleiten: Was, wenn auch wir nur eine Maschine innerhalb einer noch größeren, leblosen Maschine wären? Ein solcher Gedankengang führt mit Sicherheit dazu, dass wir leiden.

Wahrnehmung und Verstehen gleichzusetzen, ist das Wesen der Metapher. Wir nehmen etwas Abstraktes und verbinden es mit einer Erfahrung der rechten Hirnhälfte, in der Hoffnung, dass die linke Hirnhälfte begreift. Es gibt umfangreiche Forschungen, die zeigen, dass die rechte Hirnhälfte bei Metaphern von entscheidender Bedeutung ist, und dass Menschen mit geschädigter rechter Hirnhälfte Gedichte, Metaphern und Sarkasmus wörtlich nehmen.[54] Eine Metapher wörtlich zu nehmen heißt, die Verbindung nicht herzustellen.

Sowohl in der Philosophie als auch in der Religion gibt es eine lange Tradition, in dem Bemühen, sich verständlich zu machen, zu Metaphern zu greifen, besonders im Osten. Der

Pali-Kanon ist eine Schriftensammlung, die üblicherweise als die beste Überlieferung der Lehren Buddhas gilt. Diese Schriften enthalten über tausend Metaphern.[55] Im Buddhismus ist der Geist wie ein Teich, weil das Wasser klar wird, wenn man ihn in Ruhe lässt, und der „mittlere Weg" bedeutet Mäßigkeit. Selbst der Ausdruck „Buddha" gründet auf einer Metapher, denn der Begriff aus dem Pali bedeutet schlicht „der wach ist". Wörtlich verstanden würde dies bedeuten, dass jeder, der nicht schläft, ein Buddha ist, obwohl „wach sein" in diesem Zusammenhang natürlich meint, sich der Wirklichkeit gewahr zu sein und sich nicht von unseren traumähnlichen Geschichten über sie einlullen zu lassen.

Mit einer Metapher stellt das Gehirn eine Verbindung zwischen einem Muster neuronaler Aktivität und der realen Welt her. Zugleich ist die Metapher das Herz der Poesie. So schreibt Emily Dickinson: „Die Hoffnung ist das Federding." Es wäre hoffnungslos, dies wörtlich zu nehmen, aber die rechte Hirnhälfte erkennt, auf welch ungewöhnliche Art und Weise Hoffnung und Federn miteinander verbunden sind. In diesem Sinne ist die Wahrnehmung an sich wie Poesie, und unsere grundlegendsten bewussten Erfahrungen sind so, als schrieben wir Gedichte.

Vielleicht verwenden der Buddhismus und andere spirituelle Traditionen Metaphern deshalb so häufig, weil sie die Wächterfunktionen des interpretierenden Denkens umgehen. Oberflächlich betrachtet wirken die meisten Metaphern schlicht und harmlos, sodass die interpretierende Instanz keine ihrer Abwehrmechanismen aufruft. Bis die rechte Hirnhälfte aktiv wird, hat die Erfahrung die linke Hirnhälfte bereits bis zu einem gewissen Grad transzendiert.

Im Gegensatz zu der verbalen Stille in der rechten Hirnhälfte werden in der linken Hirnhälfte in einer Art selbsterzeugter bürokratischer Maschinerie hauptsächlich Ideen über andere Ideen oder Ideen über Ideen über Ideen abgespult. Natürlich sind alle diese Geschichten und Interpretationen Abstraktionen, sodass man sagen könnte, was in der linken Hirnhälfte abläuft, sind zahllose im Wasser gespiegelte Bilder ohne jede Substanz. Oder, wie ein Zen-Buddhist sagen würde: „Der Geist ist wie Wasser."

Räumliche Verarbeitung

Wie bereits im letzten Kapitel erwähnt, ist die rechte Hirnhälfte entscheidend für die räumliche Verarbeitung. Statt sich jeweils nur auf ein Einzelnes zu konzentrieren, nimmt die rechte Hirnhälfte das Gesamtbild in den Blick – sowohl die Dinge als solche als auch ihre Zwischenräume. Man könnte sagen, die rechte Hirnhälfte weiß, dass eine Figur durch ihren Hintergrund bestimmt wird – was die linke Hirnhälfte gerne übersieht.

Die Wahrheit ist, dass keine Figur ohne ihren Hintergrund existieren könnte, und dass die Form des Hintergrunds von der Figur abhängt. Das ist so einfach, dass Ihnen womöglich seine fundamentale Bedeutung entgeht, insbesondere wenn Sie zu sehr mit Ihrer linken Hirnhälfte identifiziert sind. Versetzen wir uns zum Beispiel noch einmal in die Grundschule zurück und denken wir an etwas so Einfaches wie den Unterschied zwischen eins und zwei. Worin besteht der Unterschied? Es ist kein Ding, das aus eins zwei macht, sondern vielmehr der Raum dazwischen. Ein Zwischenraum zu eins macht zwei.

I I

Und was ist der Unterschied zwischen zwei und drei?

I I I

Wieder nur weiterer Zwischenraum. Und was ist vier anderes, als noch mehr Zwischenraum? Die Dinge sind wesenhaft mit Raum verbunden. Raum verbindet. Raum erschafft alle Dinge. Doch wenn Sie sich noch einmal an die kurze Übung erinnern, die wir in Kapitel Eins gemacht haben: Die interpretierende Instanz in der linken Hirnhälfte hat sich nur auf die Gegenstände im Zimmer konzentriert, und beim Aufschreiben, was Sie gesehen haben, haben Sie wahrscheinlich nicht einmal an den leeren Raum dazwischen gedacht.

Das Yin-Yang-Symbol aus dem Taoismus bringt diese Wahrheit in vollkommener Weise zum Ausdruck. Das Weiße ist notwendig, um das Schwarze zu sehen, und das Schwarze ist notwendig, um das Weiße zu sehen. Hier liegt ein Verständnis vor, das mit der linken Hirnhälfte nicht erfasst werden kann, eine Botschaft, die diese uralten Meister uns mit einem Bild vermittelt haben.

Genau wie der Hintergrund die Figur definiert, definiert Raum alles auf der Welt, weil Raum der ultimative Hintergrund ist. Ohne Raum oder Leere würde es keine einzelnen Dinge geben. Dies macht nachvollziehbar, warum Buddhismus und insbesondere Zen-Buddhismus so ein Faible für Leere und Raum haben, weil diese nämlich alles andere erst möglich machen. Bedenken Sie einmal den folgenden Abschnitt aus dem Herzsutra des Mahayana-Buddhismus:

Form ist Leere, Leere ist Form
Leere ist nicht getrennt von Form
Form ist nicht getrennt von Leere
Alles, was Form ist, ist Leere
Alles, was Leere ist, ist Form

Dieser Auszug wird oft als „Buddhismus in Kurzfassung“ bezeichnet und verwendet, um über die miteinander verbundenen Ideen Leere und Form zu meditieren, und zwar in einer Art und Weise, die beide zusammenführt, statt kategorische Trennungen zu erzeugen.

Denken Sie nur einmal an den Akt des Lesens: Die Worte auf dieser Seite hängen so sehr von ihrem Umfeld ab, dass wir Wort und Hintergrund nicht voneinander trennen können. Die Worte heben sich nur deshalb ab, weil sie sich vom Hintergrund unterscheiden. Die Zwischenräume zwischen den Geraden und Kurven, die die Buchstaben bilden, sind genauso wichtig wie die Buchstaben selbst. In gewisser Weise ist der Zwischenraum sogar fast noch wichtiger, denn erst der Zwischenraum zwischen den Teilen erzeugt den Unterschied zwischen einem Wort und allem anderen.

Wäre die Wirklichkeit ein Meer, so könnte die linke Hirnhälfte immer nur eine Welle nach der anderen erfassen. Die rechte Hirnhälfte überblickt die Weite des Meeres insgesamt. Beides ist eher eine Art Abbild der Wirklichkeit als die Wirklichkeit selbst. Ganz gleich, wie das Meer begriffen wird, das Meer verändert sein Wesen nicht; nur sein Erscheinungsbild ändert sich. Weil aber die rechte Hirnhälfte das Gesamtbild einschließlich des Leerraums wahrnimmt, und nicht nur die einzelnen Objekte im Raum wie die linke Hirnhälfte, wird die Wirklichkeit in der rechten Hirnhälfte realitätsnäher abgebildet. Die rechte Hirnhälfte nimmt die Welt parallel (alles auf einmal) wahr, die linke Hirnhälfte seriell (eines nach dem anderen).

Die Psychologie bezeichnet parallele Verarbeitungsformen standardmäßig als unbewusst, genau wie sie auch Verdauungssystem und Atmung als unbewusst behandelt. Wieder gilt die linke Hirnhälfte als „Herrin" über die Wirklichkeit, und die rechte Hirnhälfte wird als unbewusst dargestellt. Ich hoffe, dass Sie allmählich erkennen, dass dies einfach nicht der Fall ist. Die rechte Hirnhälfte ist vielmehr eine Bewusstseinsform, die nicht auf Worte angewiesen ist. Nach den philosophischen Schulen des Ostens ist das Nichtangewiesensein auf Worte eine wunderbare Daseinsform – und könnte das Leiden der Menschheit beträchtlich lindern.

Erkundungen

Raum-Übung für das Bewusstsein

Wenn man sich von der Erde in den Weltraum hinausbegibt, kann dies dazu führen, dass das Bewusstsein das interpretierende Denken verlässt, wie der Astronaut und Mondfahrer Edgar Mitchell festgestellt hat: „Was ich auf dieser dreitägigen Heimreise erlebt habe, war nichts Geringeres als ein überwältigendes Gefühl universeller Verbundenheit. Ich habe tatsächlich etwas empfunden, was als Ekstase der Einheit bezeichnet worden ist. ... Ich habe das

Universum als in gewisser Weise bewusst wahrgenommen. Der Gedanke war so groß, dass er unaussprechlich schien, und in hohem Maße ist er dies immer noch."[56]

Es ist ein bisschen ironisch, dass wir erst in den Weltraum hinaus müssen, um die Macht des Raums zu erkennen, den wir nicht nur nicht bemerkt, sondern von dem wir noch nicht einmal bemerkt haben, dass wir ihn nicht bemerkt haben. Die Wissenschaft scheint sich einig zu sein, dass nur 5 Prozent unseres Universums aus dem bestehen, was wir für klassische Materie halten. Vielleicht wird daher im Weltraum einfach klarer, dass Raum wesentlich verbreiteter ist als Materie. In der vertrauten Perspektive der Erdenlandschaft kann die linke Hirnhälfte leichter erzählen, die Materie sei wichtiger.

Für die folgende Übung lade ich Sie ein, Ihre Aufmerksamkeit auf den Raum zwischen Ihren Händen, auf den Raum zwischen Ihnen und dem nächsten Menschen, den Sie sehen, auf den Raum zwischen beliebigen Dingen vor Ihnen zu lenken. Es gibt so viel Raum, dass diese Übung in unendlichen Variationen möglich ist und Sie nicht die Erde verlassen müssen, um sie zu erfahren. Eine Möglichkeit ist, in den Nachthimmel hinaus zu schauen und sich auf den Raum zwischen den Dingen zu konzentrieren. Der Raum hat etwas an sich, was das Denken verlangsamt, da es ihn unmöglich verstehen kann, weil er keinen Inhalt und kein Behältnis hat. Wenn wir unsere Wahrnehmung auf den Raum verlagern, kommt das interpretierende Denken deshalb zur Ruhe.

Die Stille im Zwischenraum

Ohne Raum ist kein Gegenstand möglich, und ohne Stille ist kein Klang möglich. Einmal darauf zu achten, wie der Klang vieler Dinge von der Stille in ihrem Hintergrund abhängt, ist eine wunderbare Möglichkeit, die Ideen nachzuempfinden, mit denen wir uns beschäftigt haben. Wenn Sie jemandem zuhören, der spricht, oder wenn Sie selber sprechen, achten Sie auch auf den stillen Zwischenraum zwischen den Tönen. Können Sie spüren, dass Klang und Ton ebenso sehr von der Stille abhängig sind wie eine Figur von ihrem Hintergrund? Ohne Stille hätte Klang keine Bedeutung.

Überlegen Sie, in welchem Bezug diese beiden Erkundungen zu dem buddhistischen Mantra stehen: Form ist Leere, Leere ist Form.

KAPITEL 6

DIE INTELLIGENZ DER RECHTEN HIRNHÄLFTE – INTUITION, GEFÜHLE UND KREATIVITÄT

Der intuitive Geist ist ein heiliges Geschenk,
und der rationale Geist ist ein treuer Diener.
Wir haben eine Gesellschaft geschaffen,
die den Diener ehrt und das Geschenk vergessen hat.
Albert Einstein zugeschrieben

Im Zen-Buddhismus gibt es die sogenannte *Prajnaparamita*-Lehre, was im Allgemeinen mit „die Vollkommenheit der Weisheit“ übersetzt wird. An dieser Stelle ist unbedingt zu betonen, dass die Weisheit, von der hier die Rede ist, nicht dasselbe ist wie intellektuelles Wissen, sondern eine Art Erkenntnis über das Wesen der Wirklichkeit, die über Sprache und logisches Denken hinausgeht. *Prajna* wird in Zen-Schriften auch als „Weisheit jenseits von Weisheit“ bezeichnet. Diese Art von Weisheit ist eng mit der Lehre über Leere verbunden, mit der wir uns gegen Ende des letzten Kapitels beschäftigt haben, da dieser Weisheitstypus es ermöglicht, die Verbindung zwischen leerem Raum und Materie herzustellen.

Angesichts dieser starken Betonung des nonverbalen Wissens muss ich mich einfach fragen, ob die Weisheit, von der die *Prajnaparamita* spricht, nur der rechten Hirnhälfte verständlich ist. Auch wenn wir auf diese Frage wahrscheinlich nie eine eindeutige Antwort erhalten werden, ist eines doch gewiss: In der rechten Hirnhälfte gibt es eine Intelligenzquelle, die das Verständnisvermögen der interpretierenden Instanz in der linken Hirnhälfte übersteigt, und die modernen Neurowissenschaften sind nicht die ersten, denen dies auffällt.

Vor über hundert Jahren schrieb der berühmte amerikanische Psychologe William James über einen nichtsensorischen Intelligenztypus, den er *fringe consciousness* nennt, also etwa unscharfes Randbewusstsein, und der laut James „ein vages Gefühl des Wissens" bezeichnet, das allem Anschein nach keinen unmittelbar sensorischen oder wahrnehmungsbasierten Inhalt hat.[57] Wenn Sie zum Beispiel schon einmal gleich beim ersten Betreten eines Raums das Gefühl gehabt haben, dass man sich darin wohlfühlt und gerne aufhält – dieses Erlebnis ist unscharfes Randbewusstsein. Dahinter steht die Vorstellung, dass Sie den Raum als Ganzes – die Musik, die Kunst an den Wänden, die Möbel und die Beziehungen zwischen den einzelnen Teilen – zu dem unbestimmten Gefühl verarbeiten, dass Sie ihn mögen. Man könnte diese Erfahrung so erklären, dass auf Grund der Beschränktheit des interpretierenden Bewusstseins das Randbewusstsein den gesamten Kontext verarbeitet und dann ein generelles Gefühl von Stimmigkeit oder

Unstimmigkeit erzeugt, eine Art zusammenfassende Aussage über das große Ganze oder alle Dinge insgesamt.[58]

Zu meinen Lieblingsbeispielen für dieses unscharfe Randbewusstsein aus meinem eigenen Leben gehört etwa, wenn ich aus dem Haus gehe und mir einfällt, dass ich etwas vergessen habe, aber einfach nicht darauf komme, was, oder wenn ich jemanden sehe, dem ich erst vor Kurzem begegnet bin, und mir partout sein Name nicht einfällt, obwohl ich mir ganz sicher bin, dass ich ihn kenne. James bezeichnete solche Erlebnisse als „Zungenspitzen-Ereignisse", weil es so ist, als läge einem der Inhalt auf der Zunge, man ihn aber einfach nicht herausbringt, weil man ihn nicht aussprechen kann. In Tests sagen Studierende oft, dass sie die Antwort wissen, dies nur *im Moment nicht beweisen können.*

In der Hirnforschung mit bildgebenden Verfahren hat sich gezeigt, dass im Zungenspitzen-Moment die rechte Hirnhälfte „aufleuchtet".[59] Wie Sie in diesem Kapitel sehen werden, trägt die rechte Hirnhälfte bei diesen nonverbalen Wissenstypen tatsächlich die Hauptlast, und eines der interessantesten – und zugleich in der westlichen Wissenschaft am wenigsten erklärten – Beispiele dafür ist das, was wir üblicherweise als *Intuition* bezeichnen.

Intuition

Wörterbücher definieren Intuition als „das unmittelbare, nicht diskursive, nicht auf Reflexion beruhende Erkennen, Erfassen eines Sachverhalts oder eines komplizierten Vorgangs" sowie als „Eingebung, (plötzliches) ahnendes

Erfassen". Aufgrund dieser Definition sehen Sie schon, dass Intuition die interpretierende Instanz in der linken Hirnhälfte ordentlich in Verlegenheit bringt.

Durch Intuition entsteht Wissen, ohne dass man ausdrücklich in Worte zu fassen vermag, wie man etwas wissen kann oder woher dieses Wissen kommt. Wahrscheinlich haben Sie dies selbst bereits im Großen wie im Kleinen erlebt. Zum Beispiel kündigt der Wetterbericht vielleicht für den ganzen Tag Sonne an, aber irgendetwas sagt Ihnen, Sie sollten lieber einen Schirm mitnehmen. Und wenn dann am Nachmittag „überraschend" ein Gewitter aufzieht, sagen Sie: „Hab ich's doch gewusst!" Intuition führt dazu, dass eine gute Freundin oder ein naher Verwandter weiß, dass jemand, an dem ihnen liegt, verletzt ist oder in Schwierigkeiten steckt, ohne dass sie je einen Anruf oder eine Textnachricht in dieser Richtung erhalten hätten. Es gibt erwiesenermaßen etliche Beispiele dafür, dass Menschen lebensrettende Entscheidungen getroffen haben, weil sie ihrer Intuition gefolgt sind, und Psychologie und Naturwissenschaft sind nicht in der Lage zu erklären, wie dies funktioniert – was allerdings lediglich bedeutet, dass sie es nicht mithilfe der interpretierenden Instanz in der linken Hirnhälfte erklären können.

Häufig wird Intuition als „bloßer Zufall" abgetan, aber William James erkannte, dass diese Erlebnisse zu häufig auftreten, als dass man sie als rein zufällig erklären könnte, sondern dass sie vielmehr auf etwas hindeuten, das sich in uns abspielt, das das bewusste Denken aber nicht vollständig mitbekommt, sondern nur vage bemerkt. Wie kaum anders zu erwarten, folgern Menschen, die sehr stark mit der interpretierenden Instanz in der linken Hirnhälfte identifiziert sind typischerweise, Intuition sei entweder Dummheit oder Aberglaube. Während das interpretierende Denken der Intuition nicht traut, halte ich sie sehr wohl für eine valide Form des Bewusstseins, welche die „Herrin des Geschehens" abgewertet hat, woraufhin viele entweder den Kontakt oder das Vertrauen zu diesem Aspekt unseres Bewusstseins verloren haben.

Einige neuere wissenschaftliche Studien zur Intuition haben diese „nicht-bewusste" (das heißt, für die Sprachsphäre der linken Hirnhälfte nicht verfügbare) Entscheidungsfindung gemessen und stützen die Auffassung, dass Intuition eine Form der Intelligenz ist, die dem Wissen der linken Hirnhälfte in gewisser Weise überlegen ist.

Bei einer Studie wurden den Teilnehmenden zwei Kartenstapel und zweitausend Dollar vorgelegt, Utensilien eines Spiels, bei dem es darum ging, so viel Geld wie möglich zu gewinnen.[60] Sie konnten eine Karte von einem der beiden Stapel abheben und erzielten dadurch sofort einen finanziellen Gewinn oder Verlust. Im ersten Stapel steckten große Gewinne, aber auch große Verluste, im zweiten steckten kleine Gewinne, aber fast keine Verluste. Insgesamt war es am vorteilhaftesten, mit Karten aus dem zweiten Stapel zu spielen. Und nun kommt das Interessante: Die Teilnehmenden mussten fünfzig bis achtzig Mal eine Karte ziehen, bis ihnen „bewusst" wurde (das heißt, bis sie mit ihrer linken Hirnhälfte bemerkten), wie die Kartensätze aufgebaut waren. Allerdings maßen die Wissenschaftler auch die Schweißdrüsen der Teilnehmenden und stellten fest, dass die Handflächen nach nur zehn Karten immer dann Schweiß absonderten – ein Anzeichen für Nervosität – wenn sie nach dem ersten Kartensatz griffen.

Dies bedeutete, dass eine unbewusste Intelligenz sehr viel früher zum richtigen Schluss gekommen war als die interpretierende Instanz in der linken Hirnhälfte.

Noch interessanter ist, dass eine Handvoll Teilnehmerinnen und Teilnehmer nie bewusst herausfand, dass der zweite Kartensatz die beste Methode zum Gewinnen bot, dass aber selbst diese Teilnehmenden feuchte Hände bekamen, wenn sie nach dem riskanteren Kartensatz griffen. Bei diesen Teilnehmenden kannte die rechte Hirnhälfte also die richtige Entscheidung, aber die linke Hirnhälfte kam einfach nicht mit.[61]

Im Rahmen einer anderen Studie zum Einfluss der Intuition auf die Entscheidungsfindung zeigte man den Teilnehmenden einen Bildschirm, auf dem zunächst nur willkürliche Punkte zu sehen waren, ähnlich dem „Schneegeriesel" bei einem alten Fernseher.[62] Unmerklich für die bewusste Wahrnehmung der Teilnehmenden ließen die Wissenschaftler Bilder aufblitzen, die Emotionen auslösen, zum Beispiel niedliche Welpen (positiv) oder angsteinflößende Schlangen (negativ), und baten die Teilnehmenden dann anzugeben, ob sich die Punkte auf dem Bildschirm nach rechts oder nach links bewegten – keine einfache Aufgabe angesichts der Geringfügigkeit der Bewegung. Die Art der gezeigten Bilder korrelierte außerdem mit der Richtung der Punkte, sodass also positive Bilder bedeuteten, dass die Punkte sich in die eine, negative, dass sie sich in die andere Richtung bewegten. Die Ergebnisse waren verblüffend.[63] Wenn die emotionalen Bilder im Hintergrund auftauchten, trafen die Teilnehmenden wesentlich schnellere und zutreffendere Entscheidungen über die Bewegungsrichtung der Punkte. Erinnern Sie sich, dass diese Bilder der interpretierenden Instanz nicht zugänglich waren, denn sie hat ja gar nicht gemerkt, dass es sie überhaupt gab.

Diese Studie erscheint völlig schlüssig, wenn man bedenkt, dass die rechte Hirnhälfte das Gesamtbild statt nur der Teile sieht und Dinge wahrnimmt, die für die interpretierende Instanz in der linken Hirnhälfte nicht sichtbar sind.[64] Die rechte Hirnhälfte beeinflusst demnach die Entscheidungen der linken, ohne dass sich die linke Hirnhälfte darüber im Klaren wäre, warum sie sich jeweils so entscheidet. Vielleicht kann man Intuition in aller Kürze so erklären: Die rechte Hirnhälfte spürt Informationen, die der interpretierenden Instanz in der linken Hirnhälfte nicht zugänglich sind, und sendet sie ihr in Form einer sogenannten Inspiration oder eines Bauchgefühls, die bzw. das die linke Hirnhälfte nicht recht in Worte fassen kann, wodurch sie mit ihrer Fähigkeit zu begreifen, woher sie weiß, was sie weiß, am Ende ist.

Gefühle

Die rechte Hirnhälfte ist außerdem die Region, die in erster Linie für Gefühle zuständig ist – von Freude bis Leid, von Fröhlichkeit bis Traurigkeit und alles dazwischen. Diese Verbindung zwischen Intuition, Gefühlen und unserem physischen Körper zeigt sich in der Metapher, die intuitive Impulse als „Bauchgefühl" bezeichnet. In westlichen Gesellschaften werden wir oft angehalten, Entscheidungen „mit dem Verstand statt nach Gefühl" zu treffen – eine weitere Methode, mit der die interpretierende Instanz in der linken Hirnhälfte ihre Rolle als Herrin des Geschehens beansprucht.

Die meisten Intelligenztests messen verbale Fähigkeiten und logisches Denken. Wenn Sie also über einen umfangreichen Wortschatz verfügen, stehen Sie am oberen Ende der klassischen IQ-Nahrungskette. Natürlich könnte es Ihnen an sozialer Intelligenz, Empathie und sogar an Selbsterkenntnis fehlen, aber in einer von der linken Hirnhälfte dominierten Gesellschaft bleibt dies bei derartigen Tests weitgehend unberücksichtigt. Vielleicht kennen Sie sogar jemanden, der „so intelligent ist, dass man sich kaum normal mit ihm oder ihr unterhalten kann", ein beredtes Beispiel dafür, woran wir heute Intelligenz messen.

Glücklicherweise setzte hier Mitte der 1990er Jahre ein Wandel ein, als Daniel Goleman die Idee der emotionalen Intelligenz oder des EQ (emotionalen Quotienten) durch sein gleichnamiges Buch[65] einer breiteren Öffentlichkeit bekannt machte. Emotionale Intelligenz wird definiert als die „Fähigkeit, die eigenen Gefühle zu erkennen, zu verstehen und handzuhaben" sowie die Gefühle anderer zu erkennen und zu verstehen. In einem späteren Buch untersucht Goleman EQ und Gehirn und betrachtet emotionale Intelligenz als aus vier Teilen oder Elementen bestehend: Selbsterkenntnis, Selbstmanagement, soziale Wahrnehmung und Beziehungsmanagement.[66] Außerdem nennt er vier Hirnareale, die stark an der emotionalen Intelligenz beteiligt sind – und sich überwiegend in der rechten Hirnhälfte befinden. Während bei den letzten beiden Bestandteilen der emotionalen Intelligenz noch nachvollziehbar ist, dass wir uns in unserer Umgebung „umfühlen", mag der Gedanke, dass Selbsterkenntnis und Selbstmanagement etwas damit zu tun haben könnten, schon etwas ungewöhnlicher sein. Deshalb will ich ihn erklären.

Kurz nach dem Erscheinen von *Emotionale Intelligenz* habe ich einen wissenschaftlichen Aufsatz veröffentlicht, der sich damit beschäftigt, inwiefern Menschen, die stärker unter dem Einfluss der rechten Hirnhälfte stehen, selbstreflexiver sind.[67] Dahinter steht eine recht einfache Überlegung. Wenn die linke Hirnhälfte ein Bild davon erzeugt, wer wir zu sein meinen (unser Ich), dann gibt es nur eine Möglichkeit, wie man von außerhalb des Systems über diese Idee reflektieren kann, nämlich mit der rechten Hirnhälfte. Allerdings „spricht" die rechte Hirnhälfte nur im Wege der Gefühle, daher umgehen wir mit Selbstreflektion fühlend das Denken, um herauszufinden, was für uns in einer bestimmten Situation wahr ist.

Man könnte behaupten, Zen-Buddhisten seien mit die ersten gewesen, die an einer Erhöhung der emotionalen Intelligenz gearbeitet haben. Zwar denken manche, ein Zen-Meister habe keine Gefühle, doch das stimmt nicht. Es geht nicht darum, keine Gefühle zu haben, sondern man könnte sagen, dass sie ihre Emotionen gemeistert haben, weil sie sie nicht bekämpfen und daher frei von ihnen sind. Eine alte Zen-Geschichte über einen Schüler mit einem Wut-Problem veranschaulicht dies in perfekter Weise. In der Geschichte heißt es, als der Schüler gegenüber seinem Meister seine Besorgnis über seine Übellaunigkeit äußerte, habe der Meister erwidert: „Zeige mir deine Wut." Das konnte der Schüler natürlich nicht, und er erklärte, er habe es nicht unter Kontrolle, sie willentlich zu erzeugen, sie überkomme ihn einfach. Daraufhin entgegnete der Meister, wenn er sie nicht unter Kontrolle habe, dann sei sie nicht Teil seines wahren Wesens. Von da an rief sich der Schüler immer, wenn er Wut in sich aufsteigen spürte, diese Worte seines Meisters ins Gedächtnis, und seine Wut versiegte.

Der Rat, Ihre Gefühle zu beobachten, wenn sie sich regen, kann Ihre emotionale Intelligenz erhöhen, weil dadurch zwischen der interpretierenden Reaktion und dem Gefühl Raum geschaffen wird. Außerdem lehrt uns dies, unsere Gefühle nicht bekämpfen oder unterdrücken zu wollen, denn diesen Kampf können wir nur verlieren. Die Zen-Meditation lehrt, immer wenn beim Meditieren ein ablenkender Gedanke oder ein ablenkendes Gefühl auftaucht, solle man dies wahrnehmen und dann zum gegenwärtigen Augenblick zurückkehren.

Denken Sie einmal an den natürlichen Fluss der Emotionen bei kleinen Kindern – nichts wird erzwungen, und es gibt keine „guten" oder „schlechten" Gefühle, weil es keine erlernten Kategorien und keine Sprache gibt. Jahre später lernen wir, dass manche Gefühle gut und erstrebenswert, andere hingegen schlecht und zu vermeiden sind. In der Psychologie hat dies schließlich zur sogenannten Glücksbewegung geführt, deren Anhänger verzweifelt versucht haben, durch Vermeidung jeglicher negativen Gefühle glücklich zu werden. Natürlich könnte nichts der Zen-Praxis ferner sein. Im Zen gibt es keine verkehrten Gefühle und daher auch nichts, was es zu erstreben oder zu bekämpfen gilt. Meine Studentinnen und Studenten wissen sehr gut, dass sie mir keinen „schönen Tag" wünschen sollen, weil an einem schlechten Tag oder schlechter Laune nichts verkehrt ist.

In einem heute berühmten Vortrag fragte der östliche Philosoph und spirituelle Lehrer Jiddu Krishnamurti das

Publikum einmal: „Wollt ihr wissen, was mein Geheimnis ist?“ Diversen Fassungen dieser Geschichte zufolge sagte er mit leiser Stimme: „Ich mache mir nichts daraus, was passiert.“

In der absoluten Akzeptanz aller Gefühle haben sie keine Kontrolle mehr über Sie, weil Sie es aufgegeben haben, sie kontrollieren zu wollen. Genauer formuliert, müsste man vielleicht sagen, dass das interpretierende Denken den Versuch aufgegeben hat, die Gefühle zu steuern und damit auch nicht mehr versucht, Herr des Geschehens zu sein.

Dankbarkeit und Mitgefühl

Zwei Gefühle, die uns besonderen Einblick in die rechte Hirnhälfte ermöglichen, sind Dankbarkeit und Mitgefühl. Die meisten Menschen würden wohl zustimmen, dass es sich dabei um vortreffliche Charakterzüge handelt, die uns ein erfüllteres Leben ermöglichen. Deshalb gelten sie heute als erstrebenswerte Ideale oder Eigenschaften, die es zu „erlangen“ gilt. Dabei sind Dankbarkeit und Mitgefühl uns bereits angeboren, wie die Erfahrung von Dr. Jill Bolte Taylor, der wir bereits in einem früheren Kapitel begegnet sind, nahelegt.

Taylor berichtet, auf dem Leidensweg nach ihrem Schlaganfall sei sie extrem mitfühlend und endlos optimistisch gewesen. Weil ihr Schlaganfall ihre linke Hirnhälfte ausgeknipst hatte, konnten diese Gefühle nur von ihrer rechten Hirnhälfte gekommen sein, was wiederum darauf schließen lässt, dass Dankbarkeit und Mitgefühl uns bereits einprogrammiert sind. Vielleicht fällt uns bei all dem Geplapper der interpretierenden Instanz in unserer linken

Hirnhälfte lediglich der Zugang dazu schwer. Optimisten wird zwar manchmal vorgeworfen, sie „lebten in einer Fantasiewelt", in Wirklichkeit jedoch ist Dankbarkeit eine tiefe Wertschätzung der Realität. Studien haben gezeigt, dass Gefühle der Dankbarkeit die rechte Hirnhälfte aktivieren. Doch bevor wir uns diese Gefühle näher ansehen, wollen wir uns mit dem Gegenteil von Dankbarkeit beschäftigen, mit Jammern und Klagen und der Frage, wo dies im Gehirn verortet ist.

Jammern und Klagen ist eine verbreitete und allgemein akzeptierte Form sozialer Interaktion. Damit meine ich nicht Skepsis oder konstruktive Kritik – beides kann sehr hilfreich sein. Mit Jammern meine ich Einwände gegen die Dinge, wie sie sind, und zwar auf eine Art und Weise, die nicht hilfreich ist, wie zum Beispiel „dieses bewölkte Wetter ist einfach schrecklich".

Definieren wir Jammern oder Klagen für unsere Zwecke als etwas, das die Auffassung zum Ausdruck bringt, dass die Dinge „nicht so sein sollten, wie sie sind" oder dass dieses oder jenes „nicht hätte passieren dürfen". Wie Sie sich wahrscheinlich schon denken können, kommt Jammern und Klagen, egal ob laut ausgesprochen oder nur in Gedanken geäußert, immer aus dem interpretierenden Denken. Eine Klage stellt grundsätzlich eine Interpretation von Ereignissen, eine Geschichte oder ein negatives Urteil dar.

So sind Sätze wie „dieser Regen verdirbt mir den ganzen Tag" oder „ich kann es nicht fassen, dass ich einen Platten habe" oder „dieser Verkehr ist einfach schrecklich" allesamt Beispiele, die eher eine negative Einstellung widerspiegeln denn eine hilfreiche Kritik darstellen. Ein beliebtes Gesprächsthema in der amerikanischen Gesellschaft ist der spielerische Wettbewerb „Wer hatte den miesesten Tag". Dabei wetteifert man darum, wessen Tag am schlimmsten war, und höchst merkwürdigerweise wird dann der eigentliche Verlierer zum Gewinner.

Wie Sie sich vorstellen können – und zahlreiche Studien bestätigen dies – führt Jammern und Klagen zu vermehrten Ängsten und Depressionen.[68] Wenn man sagt, „diese Warteschlange ist zu lang" oder „nie geht es mal nach mir" oder „ich wäre jetzt gerne anderswo", dann wird diese Aussage zu einer Überzeugung, und es stellen sich die entsprechenden Gefühle ein. Kurzum, aus Jammern und Klagen wird die Überzeugung, dass an der Realität etwas verkehrt ist. Dies wächst dann häufig lawinenartig an, weil *eine* Klage eine Welle an Gefühlen auslöst, die wiederum andere Überzeugungen beeinflussen, aus denen weitere negative Gefühle resultieren. Alle diese nicht hilfreichen Klagen rühren von einer Überidentifikation mit der linken Hirnhälfte und dem illusionären Ich her, denn nur das Ich kann gegen die Realität, wie sie ist, Einwände erheben.

Dankbarkeit hingegen ist eine Reflektion der rechten Hirnhälfte. Um es deutlich zu sagen, Dankbarkeit reicht über die bloße Akzeptanz der Realität hinaus in den Bereich, in dem man für ebendiese Realität tatsächlich dankbar ist. Wenn die rechte Hirnhälfte sprechen könnte, würde sie also zum Beispiel nicht sagen „ich akzeptiere, dass es regnet", sondern vielleicht, „ich bin so froh, dass es regnet". Die Forschung hat festgestellt, dass die rechte Hirnhälfte erhöhte Aktivität aufweist, wenn Versuchspersonen Dankbarkeit empfinden,[69] und in einer anderen Studie wurde entdeckt, dass Probandinnen und Probanden, die dankbarer waren, in bestimmten Regionen der rechten Hirnhälfte mehr graue Substanz hatten.[70]

In einer Studie wurden die Teilnehmenden nach dem Zufallsprinzip in zwei Gruppen eingeteilt. Die erste Gruppe nannte regelmäßig fünf Dinge, für die sie dankbar war, die zweite Gruppe zählte fünf Dinge auf, mit denen sie Mühe hatte. Nach zehn Wochen blickte die dankbare Gruppe optimistischer in die Zukunft, hatte weniger gesundheitliche Beschwerden und trieb sogar mehr Sport.[71]

In vieler Hinsicht spiegelt Dankbarkeit das Gegenteil sämtlicher Eigenschaften der interpretierenden Instanz. Wir haben die Wahl, welche Perspektive wir einnehmen wollen: Wir können die Dinge vom Standpunkt des Jammerns und Klagens aus betrachten oder vom Standpunkt der Dankbarkeit. Oliver Sacks, einer meiner Lieblingsautoren auf dem Gebiet der Neurologie, war sich dieser Wahl durchaus bewusst. Als er selbst vor dem Ende seines Lebens stand, verfasste er ein Buch mit dem Titel *Dankbarkeit*.[72] Darin schrieb er: „Ich kann nicht behaupten, ohne Furcht zu sein. Doch mein vorherrschendes Gefühl ist das der Dankbarkeit. Ich habe geliebt und wurde geliebt, ich habe viel bekommen und ein wenig zurückgegeben … Vor allem aber war ich ein fühlendes Wesen, ein denkendes Tier auf diesem schönen Planeten, und schon das allein war ein wunderbares Privileg und Abenteuer."

Dankbar zu sein, ist eine Entscheidung, die uns von der interpretierenden Instanz in der linken Hirnhälfte wegführt, hin zu größerer Übereinstimmung mit den Kräften der rechten Hirnhälfte.

Auch Mitgefühl ist ein Spielfeld der rechten Hirnhälfte. Im Buddhismus wird Mitgefühl oft beschrieben als „die Fähigkeit, einen anderen Menschen so zu sehen, als wäre er ich" oder „die Verbundenheit von allem mit allem zu erkennen". Beim Mitgefühl geht es ums große Ganze, das Gebiet, auf dem die rechte Hirnhälfte brilliert. Ich möchte hinzufügen, dass wahres Mitgefühl nur dann entsteht, wenn wir uns in den anderen hineinversetzen können.

Rebecca Saxe ist kognitive Neurowissenschaftlerin. Sie hat sich unter beträchtlichem Zeit- und Energieaufwand mit der Frage befasst, wie das Gehirn die Gedanken anderer versteht, und möglicherweise ein Hirnareal entdeckt, das ausschlaggebend dafür ist, dass wir Mitgefühl empfinden können.[73]

Stellen Sie sich als Experiment zur Verdeutlichung einmal folgende Szene vor:

> Grace und Sally nehmen an einer Führung durch eine Chemiefabrik teil. Grace will sich am Automaten einen Kaffee ziehen. Sally bittet, sie möge ihr auch einen mitbringen, mit Zucker. Das weiße Pulver neben dem Kaffeeautomaten ist ein tödlicher Stoff, den ein Wissenschaftler dort versehentlich hat stehenlassen. Aber auf dem Gefäß steht eindeutig „Zucker". Grace hält das weiße Pulver für Zucker und gibt etwas von der Substanz in Sallys Kaffee. Sally trinkt ihn und stirbt.

Wie viel Verantwortung trägt Grace an Sallys Tod? Ich wette, Sie finden, dass sie keinerlei Verantwortung an Sallys Tod hat, und wie sich herausstellt, ist Ihre rechte Hirnhälfte für diese Beurteilung ausschlaggebend. In der rechten Hirnhälfte gibt es eine Region, den sogenannten temporoparietalen Übergang (RTPJ von Englisch *right temporoparietal junction*), die nichts anderes tut als über den Blickwinkel anderer nachzudenken. Im Rahmen ihrer Forschungen fand Saxe heraus, dass der rechte temporoparietale Übergang bei Menschen umso aktiver war, je besser sie sich in Grace hineinversetzen und verstehen konnten, dass sie aus ihrer Sicht unschuldig ist. Umgekehrt konnten die Teilnehmenden an dieser Studie Graces Denken weniger gut nachempfinden, wenn ein magnetischer Impuls an ihren RTPJ angelegt und seine Funktion dadurch gestört wurde.

Wie sich zeigte, ist der rechte temporoparietale Übergang bei Kindern noch nicht vollständig ausgebildet, und bis dieser Bereich reift, fällt es ihnen schwer, Dinge aus der Sicht eines anderen zu sehen. Dies kann jeder bestätigen, der schon einmal Umgang mit kleinen Kindern hatte; denn für Zwei- oder Dreijährige ist es praktisch unmöglich, die Bedürfnisse ihrer Spielkameraden nachzuempfinden, wenn es darum geht, ein heiß begehrtes Spielzeug miteinander zu teilen.

Der Mythologe Joseph Campbell sagte über Mitgefühl: „Wenn echte Schwierigkeiten kommen, erwacht deine Mitmenschlichkeit." Denken Sie etwa daran, dass Viele ohne zu überlegen in ein brennendes Haus rennen würden, um einen völlig fremden Menschen zu retten, was für die interpretierende Instanz in der linken Hirnhälfte völlig unlogisch ist. Ob es uns gefällt oder nicht, unser wahres Selbst ist mitfühlender als die linke Hirnhälfte je zugeben könnte. Wenn der Wunsch der linken Hirnhälfte, Herrin des Geschehens zu sein, in ein ausgeglichenes Verhältnis gebracht wird, werden außergewöhnliches Mitgefühl und Verbundenheit mit anderen möglich.

Kreativität

Ein weiteres Gebiet, das lange mit der rechten Hirnhälfte assoziiert wurde, ist die Kreativität. Auch wenn in der neurowissenschaftlichen Gemeinschaft neuerdings Kritik laut wird, dies sei zu stark vereinfachend, wollen wir einen kurzen Blick darauf werfen, wie die rechte Hirnhälfte zu dieser Ehre kam.

Was den neuronalen Schaltplan anbelangt, weichen linke und rechte Hirnhälfte in ihrem physischen Aufbau voneinander ab. Die linke Hirnhälfte verfügt über weniger Verbindungen, sowohl in sich als auch zum übrigen Gehirn. Die rechte Hirnhälfte besitzt mehr und längere Faserverbindungen, sowohl in sich als auch zum übrigen Gehirn.[74] Diese größere neuronale Konnektivität gestattet der rechten Hirnhälfte, neuartige Verbindungen zwischen verschiedenen Ideen herzustellen, weshalb die rechte häufig als die kreative Seite des Gehirns bezeichnet wird.

Beim Thema Kreativität denken die meisten Menschen an klassische künstlerische Tätigkeiten wie etwa Malerei, Bildhauerei oder Literatur, in Wahrheit aber bezieht sich Kreativität auf ein wesentlich breiteres Tätigkeitsspektrum.

Hier ist zum Beispiel ein sehr beliebter Kreativitätstest, der die Fähigkeit misst, Verbindungen zwischen Dingen herzustellen, die, nun ja, recht weit auseinanderzuliegen und nicht viel miteinander zu tun zu haben scheinen.[75] Gesucht wird ein Wort, das mit allen drei folgenden Wörtern verbunden werden kann:

Werkstatt
Gedächtnis
Name

Wenn Ihnen nun spontan das Wort *Künstler* eingefallen ist, dann sehr wahrscheinlich mithilfe Ihrer rechten Hirnhälfte. Die Assoziation ist kreativ, weil die Verbindungen nicht unmittelbar offensichtlich sind.

So könnte Kreativität als eigene Form der Intelligenz bezeichnet werden, die noch dazu bei Entdeckungen, die häufig mit der linken Hirnhälfte assoziiert werden, eine entscheidende Rolle gespielt hat. Albert Einstein zum Beispiel ist einer der bekanntesten Wissenschaftler aller Zeiten, ein Meister auf einem Gebiet, das auf Logik und rationalem Denken beruht. Doch er war in der Lage, auf eine völlig neuartige Weise, die sich damals noch keinem anderen erschlossen hat, die Verbindung zwischen Bewegung im Raum und Verlangsamung der Zeit wahrzunehmen.

Darüber hinaus haben viele Künstler den Eindruck, dass ihre Kreativität mit ihrer Intuition verbunden ist. So sagte der Schriftsteller Ray Bradbury einmal: „Deine Intuition weiß, was du schreiben sollst, also stehe ihr nicht im Weg."[76]

Der Filmemacher und Künstler David Lynch geht sogar noch einen Schritt weiter, wenn er sagt: „Intuition ist der Schlüssel zu allem, in der Malerei, beim Filmemachen, im

Geschäftsleben – einfach immer. Ich glaube, bei allen intellektuellen Fähigkeiten, die man vielleicht hat, wenn man seine Intuition schärfen kann … erwächst Klugheit."[77] Auch außerhalb der Kunst gibt es viele bemerkenswerte Menschen, die einige ihrer größten Erfolge der Kraft ihrer Intuition zuschreiben, etwa Steve Jobs, Oprah Winfrey und Carl Gustav Jung.

Auf den Gebieten Intuition, Emotionen und Kreativität führt die Intelligenz der rechten Hirnhälfte zu „wortloser Weisheit". Selbst wenn die interpretierende Instanz in der linken Hirnhälfte die Vorgänge in ihrem Gegenstück ignoriert oder kleinredet, lassen sich Macht und Potenz der rechten Hirnhälfte unmöglich leugnen – liefert sie doch lebensverändernde Erkenntnisse, Ausbrüche intuitiver Genialität und Einfälle für kreative Problemlösungen.

Erkundungen

Ein Tag ohne Jammern

In meinen Seminaren fordere ich meine Studierenden auf, einmal herauszufinden, wie lange sie es ohne Jammern und Klagen aushalten und über das Ergebnis eine Arbeit zu schreiben. Klagen definiere ich als an der Realität etwas verkehrt zu finden, bloße Skepsis oder konstruktive Kritik zählen hier also nicht. Dieses Projekt hat mit zu den aufschlussreichsten studentischen Aufsätzen geführt, die ich in meiner gesamten akademischen Laufbahn je gelesen habe. Dutzende Studierende betonten, wie sehr es sie überrascht habe, dass Jammern ihnen offenbar derart zur Gewohnheit geworden war, dass sie es schon gar nicht mehr bemerkten. Es gab auch Studierende, die mir sagten, sie jammerten ausgesprochen gerne und dächten gar nicht daran, dies zu ändern. Auch das ist eine starke Erkenntnis. Viele Studierende gaben zu, dass sie noch nicht einmal bis zum Ende des Unterrichts durchgehalten hatten, ohne sich über irgendetwas zu beklagen.

Zwar glauben einige Studierende, dass sie gerne jammern, häufiger aber stelle ich fest, dass die Studierenden nach ausgiebigem Jammern mehr negative Gefühle verspüren. Statt sich gut oder erleichtert zu fühlen, wenn sie durch ausgiebiges Jammern bei ihren Freunden Dampf abgelassen hatten, gaben die meisten an, dass es ihnen hinterher schlechter ging.

Intuitionstest

Wir haben den unterschätzten Kräften der rechten Hirnhälfte nun reichlich Zeit gewidmet, aber sie ist keineswegs unfehlbar. Herauszufinden, wann wir unserer Intuition trauen sollten und wann die linke Hirnhälfte uns zurecht signalisiert, sie in Schach zu halten oder zu übergehen, gehört zu den wichtigsten Fragen der modernen Psychologie. In den 1970ern hat die Psychologie sich ausgiebiger damit beschäftigt nachzuweisen, dass unsere Bauchgefühl-Instinkte uns tatsächlich in Schwierigkeiten bringen können.[78] Ich will es an einem Beispiel erläutern:

Ich sage Ihnen nur vier Dinge über Jim. Jim ist klein, dünn, trägt Brille und liest gern Gedichte. Ist Jim eher:

- Englischprofessor an einer amerikanischen Eliteuniversität

oder

- Lastwagenfahrer?

In welche Richtung haben Ihre intuitiven Empfindungen Sie hier gelenkt? Haben Sie spontan an Antwort a) gedacht? Denken wir einmal darüber nach – will heißen, wenden wir ein eher strenges objektives lineares Denken an. Wie viele Englischprofessoren an einer amerikanischen Eliteuniversität gibt es auf der Welt? Wie viele davon sind klein? Dünn? Tragen eine Brille? Lesen gern Gedichte? So weit, so gut … Andererseits: Wie viele Lastwagenfahrer gibt es weltweit? Selbst wenn man die Zahlen nicht kennt, erscheint doch naheliegend, dass es sehr viel mehr Lastwagenfahrer gibt, was die Wahrscheinlichkeit stark erhöht, dass Jim Lastwagenfahrer ist.

Ein weiteres Beispiel: Stellen Sie sich vor, Sie sitzen am Roulettetisch, und die Kugel kam die letzten fünf Male auf Rot zu liegen. Worauf setzen Sie Ihr Geld beim nächsten Spiel? Auf Rot oder Schwarz? Der Spielerfehlschluss besteht darin zu glauben, man solle nun auf Schwarz setzen, denn nach so häufigen roten Runden sei es wahrscheinlicher, dass die nächste schwarz würde. In Wirklichkeit jedoch ist jede Runde unabhängig von den vorherigen. Zahlreiche weitere Beispiele haben gezeigt, dass wir mit unserem „Bauchgefühl" zu Klischees, Übergeneralisierung und Vermutungen neigen, die uns schwer auf den Holzweg führen können.

Intuition ist also nachweisbar und real, zugleich aber nicht willentlich hervorrufbar, und wie die Beispiele mit dem Lastwagenfahrer und dem Spieler zeigen, müssen wir sehr darauf achten, uns nicht im falschen Moment auf sie zu verlassen. Insbesondere im Westen, wo die interpretierende Instanz und „Herrin des Geschehens“ in der linken Hirnhälfte das Geschenk des intuitiven Denkens nicht zu schätzen weiß, lernen nur sehr Wenige, diese Form des Wissens zu entwickeln, oder wenden Systeme an, um sich vor ihren Tücken zu schützen.

Vor großen Entscheidungen die Intuition befragen

Sie stehen vor einer großen Entscheidung? Eine Studie legt nahe, dass Menschen, die bei größeren Anschaffungen (in der Studie kauften die Teilnehmenden ein Auto) ihren intuitiven Neigungen oder ihrem Bauchgefühl folgen, mit dem Resultat letztendlich glücklicher sind als andere, die lange hin- und herüberlegen.[79] Wenn Sie also wieder einmal vor einer größeren Entscheidung stehen, dann achten Sie auf Ihr anfängliches Bauchgefühl, denn die Studie lässt darauf schließen, dass Sie sich wahrscheinlich daran halten sollten. Möglicherweise verfügt Ihre rechte Hirnhälfte über Informationen zum großen Ganzen, die Ihnen (d. h. der interpretierenden Instanz in Ihrer linken Hirnhälfte) nicht vollständig bewusst sind, das Ergebnis Ihrer Entscheidung aber beeinflussen.

KAPITEL 7

WAS IST BEWUSSTSEIN?

Wer alle Wesen als das Selbst erkennt, für den wird es keine Verwirrung und keinen Kummer mehr geben.
Die Upanishaden

Bisher haben wir in diesem Buch Beweise aus der Neuropsychologie betrachtet, die wichtige Ideen des Buddhismus und anderer östlicher philosophischer Traditionen stützen, wonach das Ich, das wir alle für selbstverständlich halten, in Wirklichkeit eine Illusion ist, und diese Illusion wiederum die Ursache eines Großteils, wenn nicht des gesamten seelischen Leids ist, das wir als Menschen erfahren. Dies kann schwer zu erkennen sein, insbesondere weil die interpretierende Instanz in der linken Hirnhälfte nicht nur sehr überzeugend ist in ihrer illusionären Natur, sondern auch alles daransetzt, dass ihre Fiktionalität nicht bemerkt wird.

Wir haben uns auch recht ausführlich mit der rechten Hirnhälfte beschäftigt und festgestellt, dass sie zwar stumm ist, was verbales Denken anbelangt, und daher von der interpretierenden Instanz in der linken Hirnhälfte als „unbewusst" abgestempelt wird, aber über eine ureigene

Intelligenz verfügt. Mehr noch, auf den Gebieten Sinnfindung und Verständnis des großen Ganzen muss sich gerade die „bewusste“ linke Hirnhälfte auf die „unbewusste“ rechte Hirnhälfte verlassen.

Ob Sie diese Beweise überzeugt haben oder nicht, über eines sind wir uns wohl alle einig, nämlich, dass wir bewusst sind. Mit anderen Worten, Menschen verfügen offenbar über etwas, das man einen Wahrnehmungssinn nennen könnte, der nicht zu leugnen ist. Da unser Ich-Erleben für unser Bewusstsein eine derart zentrale Bedeutung hat: Was würde es für das Bewusstsein bedeuten, wenn das Ich tatsächlich eine Fiktion wäre?

Dazu muss man wissen, dass die heutige Neurowissenschaft in allererster Linie die *eine* Überzeugung vertritt, dass Bewusstsein im Gehirn angesiedelt ist. Aufgrund dieser hirnspezifischen Verortung geht die klassische Neurowissenschaft davon aus, dass auch das Bewusstsein individuell ist – das heißt, dass es als ein Einzelnes im einzelnen Gehirn existiert. Mit anderen Worten, ich habe „mein“ Bewusstsein und Sie haben Ihres. In diesem Sinne denkt und handelt das interpretierende Denken, als ob es Bewusstsein „besäße“.

Zwar sind Gehirn und Bewusstsein eindeutig miteinander verbunden – wenn Sie meinen Kopf lange genug schütteln, wird mir schwindlig – aber damit ist wahrscheinlich noch lange nicht alles gesagt. Schließlich ist die Welt auch keine Scheibe, bloß weil es in Kansas so den Anschein hat.

Denken Sie etwa an das Werk des Autors und Wissenschaftlers Rupert Sheldrake, der die Wissenschaft in die Pflicht nimmt, indem er viele ihrer unnötigen Thesen hinterfragt, unter anderem, dass Bewusstsein im Schädel eingeschlossen ist. Sheldrake glaubt, dass Bewusstsein über den Schädel hinausreichen kann und eher einem *morphogenetischen Feld* gleicht, wie er es nennt.[80] Für alle, die diesen Begriff nicht kennen: Ein *Feld* bezeichnet in der wissenschaftlichen Welt eine Art unsichtbare Kraft, die nicht dieselben Eigenschaften hat oder sich nicht in gleicher Weise verhält wie materielle Objekte. Morphogenetische Felder gehören zu einem materiellen Objekt oder umgeben es. Denken Sie etwa an ein Magnetfeld, das ja über den eigentlichen Magneten hinausreicht. Man kann den Magneten in so viele Teile zerstückeln wie man will, das Magnetfeld bleibt immer erhalten, weil es holistisch und nicht teilbar ist.

Tiere, denen die hochentwickelte interpretierende Instanz in der linken Hirnhälfte fehlt, können gewisse Anhaltspunkte dafür liefern, dass Bewusstsein über das Gehirn hinausreicht.[81] Sheldrake weist darauf hin, dass Katzen oft wissen (und sich davor fürchten), wenn ein Besuch beim Tierarzt ansteht und sich vor ihren Besitzerinnen oder Besitzern verstecken. Natürlich reagieren die Besitzerinnen darauf mit der Strategie, alles, was auf den anstehenden Tierarztbesuch hindeuten könnte, so weit wie möglich zu vermeiden, aber anscheinend wissen die Katzen dennoch Bescheid. Von den fünfundsechzig Tierarztpraxen, die Sheldrake kontaktiert hat, gaben vierundsechzig an, es komme sehr häufig vor, dass Katzenbesitzerinnen und -besitzer ihre Termine nicht einhalten, weil sie ihre Katze nicht finden können. In der fünfundsechzigsten Praxis kam dies so häufig vor, dass keine Termine mehr vereinbart wurden.

Haustierbesitzer bestätigen oft, dass ihre Tiere offenbar wissen, wann ein Familienmitglied nach Hause kommt, oder wenn jemand auf die Haustür zugeht. Bei mir zu Hause haben wir einen zweieinhalb Kilo schweren neurotischen Hund, und meine Frau ist der Mittelpunkt seines Universums. Jahrelang fiel mir auf, dass unser Hund offenbar immer wusste, wenn meine Frau gleich nach Hause kommen würde. Dann rannte er im Kreis herum, anschließend zum Fenster und danach wieder im Kreis herum. Stutzig machte mich, dass er dies auch dann tat, wenn es keinerlei Anhaltspunkte dafür gab, dass sie gleich nach Hause kommen würde. Das heißt, sie kam überraschend, etwa wenn sie etwas vergessen hatte und umkehren musste – und unser Hund wusste dies offensichtlich noch vor mir.

Damit daraus valide Wissenschaft wird, muss man jedoch darauf achten, dass man sich nicht lediglich an die Treffer erinnert und die Fehlschläge vergisst. Sheldrake hat dazu eine sorgfältige Studie durchgeführt, bei der Haustierbesitzer willkürlich einen Anruf erhielten, nach Hause zu kommen.[82] Daraufhin fuhren die Besitzer im Taxi nach Hause und achteten darauf, dass es keinerlei weitere Hinweise darauf gab, dass sie sich auf dem Heimweg befanden. Sheldrake stellte fest, dass die Tiere genau ab dem Moment aufgeregtes Verhalten zeigten, als ihre Besitzer die Absicht entwickelten, nach Hause zu fahren. Dies lässt auf eine gewisse Verbindung zwischen dem Bewusstsein des Tieres und dem seiner Besitzerin oder seines Besitzers schließen.

Um noch eine letzte Anekdote zu erzählen: Mitte des 20. Jahrhunderts wurde ein Hahn, der einen Köpfungsversuch überlebt hatte, als „Miracle Mike" berühmt. Obwohl oberhalb des Halses nur noch der Hirnstamm und ein Ohr verblieben waren, erhielt der Besitzer den Hahn am Leben. Angesichts seiner Widerstandsfähigkeit hatte der Besitzer beschlossen, den Hahn zu verschonen und ihm mithilfe einer Pipette Futter und Wasser direkt in den Hals zu träufeln. Mike lebte ohne Kopf noch zwei Jahre, ging und verhielt sich ansonsten völlig normal und reiste sogar mit einem Zirkus herum. In Mikes Fall könnte man wohl unmöglich behaupten, sein Bewusstsein habe sich im Gehirn befunden.

Wenn wir die Idee einmal zulassen wollen, dass Bewusstsein über das Gehirn hinauseicht, dann könnte dies auch einige Phänomene erklären, die im Moment als übersinnlich oder paranormal bezeichnet werden. (Achten Sie darauf, ob Ihre linke Hirnhälfte hier eine ablehnende Reaktion zeigt, was in der wissenschaftlichen Gemeinschaft regelmäßig vorkommt.) Ein Beispiel für ein solches Phänomen ist das von den Stanford-Wissenschaftlern Russell Targ und Harold Puthoff so bezeichnete *Remote Viewing* (Fernwahrnehmung) oder die Fähigkeit, rein vor dem „geistigen Auge" ferne Ziele und Orte zu sehen. In den 1970ern und 80ern hat die amerikanische CIA sogar ein Programm zur Untersuchung und Entwicklung von Remote-Viewing-Techniken finanziert.[83]

„Fernwahrnehmung" oder das heute gebräuchlichere *Remote Viewing* ist nur ein schicker Begriff für die in der Parapsychologie bekannte Hellsichtigkeit und bezeichnet die Fähigkeit, mithilfe einer Form außersinnlicher Wahrnehmung Informationen über einen Menschen, einen Gegenstand oder ein Ereignis zu erlangen. Wenn man in der Lage ist, etwas zu spüren, was außerhalb der Reichweite der Körpersinne liegt, könnte dies sehr wohl bedeuten, dass sich auch das Bewusstsein an diesen fernen Ort begibt.

Wenn wir annehmen, dass Beispiele für außersinnliche Fähigkeiten einen wahren Kern haben, dann lässt dies meiner Meinung nach den Schluss zu, dass Bewusstsein zumindest bei manchen Menschen und in einigen Fällen über das Gehirn hinausreicht. Außerdem ist vielleicht auch Intuition teilweise damit zu erklären, dass Bewusstsein über das Gehirn hinausreicht.

Diese Ideen sind zwar spekulativ, eines kann ich jedoch zweifelsfrei bestätigen, und zwar, dass es der Neurowissenschaft trotz größter Bemühungen und der besten Technik, die die moderne Wissenschaft zu bieten hat, nicht gelungen ist, das Bewusstsein im Gehirn zu orten. Vielleicht liegt dies schlicht und einfach daran, dass es sich dort nicht befindet. Was, wenn das Gehirn mit dem Bewusstsein verbunden oder ein Teil davon ist – anstatt es zu besitzen?

Wenn Bewusstsein dadurch entsteht, dass das Gehirn lediglich ein größeres Bewusstseinsfeld anzapft, und es nicht als Objekt im Gehirn existiert, dann erscheint es, genau wie unser Ich-Erleben, eher als Verb denn als Substantiv. Substantive sind fest und unbeweglich, Verben hingegen fluide und aktiv. Verben bewegen sich in Zeit und Raum und sind schwer zu lokalisieren.

Vielleicht stimmt sich das Bewusstsein jeden Morgen auf sieben Milliarden Gehirne ein. Nach dem Aufwachen hätte dieses Bewusstsein Zugang zu bestimmten Erinnerungen und sieben Milliarden individuellen Sichtweisen (jede ihre eigene „Pilotin"), und die interpretierende Instanz wäre neugeboren. Vielleicht ist genau dies heute Morgen geschehen. Vielleicht identifiziert sich Bewusstsein jeweils als individueller Mensch und käme nie auf die Idee, dass es dieser Mensch gar nicht ist, genauso wie Sie jetzt denken, Sie seien Sie. Wenn dem so ist, dann sollte man die Idee vom Bewusstsein als „Beobachter“, wie sie in spirituellen Kreisen verbreitet ist, treffender lediglich als „Beobachtung“ begreifen.

Wenn das stimmt, würde dies unsere grundlegendste Überzeugung auf den Kopf stellen. Von allen Ideen, mit denen wir uns auseinandergesetzt haben, steht die Vorstellung, dass Bewusstsein hinter den Augen und zwischen den Ohren sitzt, für die meisten Menschen unumstößlich fest. Dieses Erleben ist unmittelbar mit der Illusion von einem inneren Ich verbunden. Beide Ideen wirken zusammen, und das Resultat ist das Empfinden, dass es im Inneren meines Schädels ein „Ich“ gibt. Ich hoffe, Sie können allmählich in Betracht ziehen, dass beide Vorstellungen – die vom individuellen Bewusstsein und die vom Ich – sehr wohl eine Illusion sein könnten.

Zum Bewusstsein sei abschließend gesagt, dass die moderne Wissenschaft auf der These beruht, dass materielle Dinge wie das Gehirn primär sind. Damit meine ich, Wissenschaftler denken, dass Bewusstsein durch ein Gehirn und nur durch ein Gehirn entstehen kann. Doch auch hier gilt wieder: Könnte möglicherweise das Gegenteil der Fall sein? Entsteht Materie durch Bewusstsein? Dies behaupten sehr viele östliche philosophische Schulen. Wenn sie bereits mit der Nichtexistenz des Ichs recht haben, könnten sie dann auch hier richtigliegen? Der Advaita-Vedanta-Lehrer Nisargadatta Maharaj sagt: „Du bist nicht in der Welt, sondern die Welt ist in dir. Sie ist nur eine Folge von Bewusstsein.“ Diese Idee klingt wieder sehr stark nach dem Herz-Sutra, demzufolge Form (Materie) aus Leere (Raum) entsteht. Zwar würde eine vollständige Erörterung dieses Themas den Rahmen dieses Buches sprengen, aber es gibt uns Stoff zum Nachdenken.

Erkundungen

Fehlgeleitetes Bewusstsein

Die nächsten beiden Übungen zeigen, wie einfach es ist, die Beziehung zwischen Bewusstsein und Körper zu verlagern, was wiederum nahelegt, dass Bewusstsein flexibler und weniger stark im Gehirn verwurzelt ist als wir vielleicht denken.

Die erste Übung ist so einfach, dass ich sie im Hörsaal machen kann. Ich bitte zwei Studierende, auf zwei hintereinanderstehenden Stühlen Platz zu nehmen, sodass beide in dieselbe Richtung schauen. Student A sitzt hinten und blickt auf Studentin Bs Rücken. Dann bitte ich beide Studierende, die Augen entweder zu schließen oder zu verbinden. Als Leiter des Experiments fasse ich mit meiner rechten Hand die rechte Hand von Student A und stupse mit seinem Zeigefinger die Nasenspitze der vor ihm sitzenden Studentin B an. Zugleich stupse ich mit meiner linken Hand die Nasenspitze von Student A an. Dabei achte ich darauf, dass das Anstupsen vollständig synchron abläuft.

Überlegen Sie einmal, welche Botschaft an das Gehirn von Student A gesandt wird: Meine Hand befindet sich einen halben Meter vor mir und berührt eine Nase. Erstaunlicherweise und ohne Ausnahme nimmt Student As Gehirn dann aufgrund der physischen Indizien eine radikale Korrektur vor und geht davon aus, *seine eigene Nase sei einen halben Meter lang*. Manchmal gibt Student A danach an, er habe gespürt, wie seine Nase langsam auf einen halben Meter angewachsen sei, andere Male schien sie sofort so lang gewesen zu sein. Das Erlebnis ist oft so tiefgehend und überraschend, dass Student A selbst vor einem ganzen Saal voller anderer Menschen einen Schrei ausstößt.

Eine andere Form dieser Illusion habe ich im Labor umgesetzt. Man braucht eine künstliche Gummihand (die bekommt man überall da, wo es Scherzartikel gibt), einen Tisch und ein großes, stabiles Stück Karton als Trennwand.[84] Die Versuchsperson sitzt am Tisch und legt eine Hand rechts, die andere links von der Trennwand auf die Tischplatte, und zwar so, dass sie die Hand hinter der Trennwand nicht sehen kann. Die Gummihand liegt in einer natürlichen Position so vor der Versuchsperson, dass sie zugleich ihre versteckte Hand sein könnte. Nun bittet der Versuchsleiter die Testperson, die Gummihand anzuschauen, während er die echte unsichtbare Hand der Testperson und die Gummihand vollkommen synchron einige Male streichelt oder antippt. Stellen Sie sich wieder die Nachrichten vor, die im Gehirn der Testperson ankommen: Ich schaue eine künstliche Gummihand an, die genau gleichzeitig angetippt wird wie meine echte Hand. Dann nimmt das Gehirn der Testperson eine radikale Korrektur vor: Die künstliche Hand ist in Wirklichkeit meine eigene. Die Testperson verlagert damit ihr Bewusstsein in die künstliche Gummihand.

Sobald die illusionäre Wahrnehmung verspürt wird, kann der Versuchsleiter entweder mit einem Hammer auf die künstliche Hand einschlagen, oder sie mit einer langen

Nadel pieksen. Bei allen bisherigen Experimenten reagierten die Testpersonen darauf so, als ob sie den Schmerz tatsächlich spürten, als ob also ihre echte Hand mit einem Hammer geschlagen oder mit einer Nadel angestochen würde.

Der bereits erwähnte Neurowissenschaftler Dr. V. S. Ramachandran hat eine interessante Behandlungsmethode für Menschen entwickelt, die Phantomglieder spüren.[85] Menschen, die Gliedmaßen verloren haben, haben manchmal das merkwürdige Gefühl, das fehlende Körperglied sei noch vorhanden. Im schlimmsten Fall entwickeln sie Phantomschmerzen. Beispielsweise war die Phantomhand des Patienten so fest zur Faust geschlossen, dass sich die Phantomfingernägel in die Haut bohrten und extreme Schmerzen verursachten. Aber wie soll die Medizin mit Schmerzen in einem Körperglied umgehen, das gar nicht vorhanden ist? Ramachandran war überzeugt, dass er seinem Patienten Erleichterung verschaffen könnte, wenn er sein Gehirn austrickste. Er baute einen Kasten mit zwei Löchern und einer mittigen Trennwand aus Spiegeln, in den der Patient beide Arme hineinlegen konnte. Durch die Spiegelwand sah es für den Patienten so aus, als habe er noch beide Hände. Die fehlende Hand wurde durch das Spiegelbild der verbliebenen Hand ersetzt. Nun öffnete der Patient bei seiner vorhandenen Hand die geschlossene Faust. Das Gehirn – oder vielleicht das Bewusstsein – brauchte nur zu sehen, wie die Phantomhand ihre Faust öffnete, und der Schmerz war verschwunden.

Testen Sie Ihre übersinnlichen Fähigkeiten

Bei dieser Übung können Sie die Idee, dass Bewusstsein über den Schädel hinausreichen könnte, mit viel Spaß selbst testen. Sie brauchen einen Satz Spielkarten, einen ruhigen Raum und vier oder mehr Freunde. Ziehen Sie zunächst willkürlich fünf Karten aus dem Satz und legen Sie sie offen auf den Tisch. Wählen Sie als nächstes eine Person als „Empfänger" aus und bitten Sie sie, den Raum zu verlassen. Die verbleibenden Gruppenmitglieder sind die „Sendenden", sie wählen nun eine der fünf Karten aus. Bitten Sie die empfangende Person wieder herein, sagen Sie ihm oder ihr aber nicht, für welche Karte die Gruppe sich entschieden hat.

Bitten Sie alle Sendenden, nichts zu sagen und den Augenkontakt mit der empfangenden Person zu vermeiden, während diese ihre Hand über die Karten hält, um herauszufinden, ob sie die richtige Karte „erfühlen" kann. Und nun der letzte Schritt: Wenn die empfangende Person die Hand über der falschen Karte hat, sollten alle Sendenden rein gedanklich *nein* sagen, als ob sie ihr eine Botschaft senden wollten. Hält sie die Hand über die richtige Karte, sollen sie nur in Gedanken *ja* sagen, um ihr mitzuteilen, dass dies die Karte ist, für die sich die Gruppe entschieden hat. Die empfangende Person

sollte sich Zeit lassen und von Karte zu Karte nach einem feinen Unterschied im Empfinden suchen. Irgendwann wird sie sich entscheiden. Wenn dies alles bedeutungslos ist, dann wird sie bei fünf Karten statistisch gesehen in zwanzig Prozent der Fälle richtigliegen. Eine Freundin macht diese Übung regelmäßig mit Gruppen, und sie sagt, der Prozentsatz läge fast immer höher, in manchen Gruppen sogar bei achtzig Prozent. Dies ist zwar beileibe keine wissenschaftliche Studie, aber eine Methode, die Spaß macht und mit der Sie diese Fähigkeit einmal selbst ausprobieren können.[86]

KAPITEL 8

SEIN WAHRES ICH FINDEN

Am Ende wird für dich alles gut.

Ramana Maharishi

In jedem Semester fragt mich mindestens einer meiner Studierenden, manchmal sichtlich in Bedrängnis: „Wenn die interpretierende Instanz in meiner linken Hirnhälfte eine Fiktion ist, wer ist dann mein wahres Ich?“

Wie für meine Studierenden, möchte ich auch hier versuchen, diese Frage zu beantworten. Zuvor aber möchte ich Sie daran erinnern, dass dies *immer* eine Frage der interpretierenden Instanz in Ihrer linken Hirnhälfte ist – und zwar deshalb, weil die interpretierende Instanz gern Schlussfolgerungen zieht, Gewissheiten liebt und ständig das Bedürfnis hat, „über alles nachzudenken“. Diese Frage ist ein Paradebeispiel für den Prozess, mit dem die interpretierende Instanz ihre selbst entworfene Fiktion erschafft und aufrechterhält.

Was die rechte Hirnhälfte anbelangt, so kennt diese die Antwort vielleicht bereits oder macht sich nicht viel daraus.

Möglich ist aber auch, dass Ihr wahres Ich – wer dies auch sei – das Rätsel liebt. In jedem Fall werde ich mein Bestes tun, diese Frage mit einer Methode zu beantworten, die beide Hirnhälften anspricht: mit einer einfachen Geschichte.

Im Osten gibt es ein klassisches Märchen um ein Versteckspiel. Verschiedene Meister haben es erzählt, im Großen und Ganzen folgendermaßen: Am Anfang war nur Gott. Gott hatte also niemanden, mit dem er spielen konnte, außer Gott. Daher erfand Gott ein Versteckspiel. Dies konnte er aber nur, indem er so tat, als sei er, wer er nicht ist, und als sei er nicht, wer er ist. Mit anderen Worten, Gott konnte dieses Spiel nur spielen, indem er sich selbst vergaß. Gott verlor sich in jedem einzelnen Menschen und in allen unseren Schicksalsdramen, um Abenteuer zu erleben, auch wenn diese manchmal böse ausgehen. Selbst das größte Leid ist wie ein schlechter Traum, und wenn Gott aufwacht, ist alles vorbei.

Stellen Sie sich vor, Sie wären ein allmächtiges und allwissendes Wesen, und Ihr ganzes Dasein wäre nur ewige Glückseligkeit. Würden Sie sich ein solches Dasein aussuchen, wenn Sie könnten? Was, wenn Sie das Ganze einzig und allein dadurch interessant machen könnten, dass Sie sich vor dem verstecken, was Sie sind, oder in einer Art Rollenspiel genau das sind, was Sie nicht sind? Plötzlich wäre das Spiel „im Gange", und es wäre äußerst dramatisch und hochspannend für Sie, sich selbst zu finden. Natürlich dürften Sie dabei nicht wissen, dass dies ein Spiel ist, sonst würde es nicht funktionieren.

Würden Sie gerne einen Film sehen ohne Konflikt, ohne Übeltäter und ohne Herausforderung, die zu bestehen ist, mit Figuren, die kein Ziel und nichts zu erreichen haben? In diesem Film ist alles gut so, wie es ist. Die Schauspieler sitzen nur in meditativer Verzückung herum, gehen in der Natur spazieren oder halten Händchen, und wir schauen ihnen dabei zu. Schwer vorstellbar, dass es einen solchen Film geben, und noch schwerer, dass er einem gefallen könnte. Selbst mit den besten Schauspielerinnen und Schauspielern und tollsten Spezialeffekten wäre er wahrscheinlich ein rekordverdächtiger Flop.

Wie viel Spaß würde es Ihnen machen, in einem Casino zu spielen, das Ihnen gehört? Sie könnten gar nicht richtig *gewinnen,* denn wenn Sie gewinnen, verlieren Sie zugleich, und wenn Sie verlieren, gewinnen Sie trotzdem. In Ihrem eigenen Casino macht das Spielen nur dann Spaß, wenn Sie vergessen, dass es Ihnen gehört. Nur dann wären die Gewinne wie ein Rausch, und die Verluste schienen tragisch, auch wenn beides nicht der Wirklichkeit entspräche.

Es mag zwar seltsam klingen, zu behaupten, dass genau dies mit uns geschieht, und doch denke ich – oder vielmehr empfinde ich es so – dass diese Geschichte auf das wahre Wesen unseres Daseins hindeutet. Vielleicht würde eine allmächtige ewige Kraft genau das tun, was gerade geschieht und sich auf milliardenfache Art und Weise vor sich selbst verstecken – in diesem Moment in Ihnen, der oder die Sie diesen Satz lesen – sich ihres Wesens unbewusst und zugleich wissend, dass sich alles in vollkommener Harmonie befindet.

Alles Spiel und jedes Abenteuer erfordert eine Herausforderung, die bestanden oder eine böse Kraft, die bekämpft und vernichtet werden muss. Die Christen bezeichnen sie als das Böse oder Sünde, die Buddhisten nennen sie die drei Gifte (Angst, Gier und Täuschung), die Freudianer sprechen vom Es und Jung vom Schatten, aber es ist immer derselbe Mechanismus, verwebt im Gefüge eines Universums, das völlig auf Spiel und endlose Rätsel ausgerichtet ist.

Das Problem bei jedem Spiel – selbst bei diesem gewaltigen Universumsspiel – ist, dass es immer die Möglichkeit einer Niederlage geben muss, und es muss eine „echte" Niederlage sein, sonst ist es kein Spiel. Das große Spiel aller Spiele ist das Spiel von Leben und Tod. Wenn der Tod nicht echt wirkte, wäre das Spiel sinnlos. Der Tod erscheint als echte, schwere Niederlage, denn andernfalls verlören wir das Interesse am Spiel.

Als mein Sohn noch klein war, spielte ich oft mit ihm Fangen und tat dabei so, als sei ich ein Ungeheuer. Lachend schrie er dann immer wieder: „Hilfe, gleich holt mich ein Ungeheuer!" Ganz ähnlich ging es beim „Hoppe, hoppe Reiter" zu. Dann tat ich so, als fiele er wirklich von meinem Schoß, und wir beide kamen aus dem Lachen nicht mehr heraus, weil ich ihn jedes Mal ein wenig tiefer fallen ließ, bevor ich ihn auffing, um das Spiel ein bisschen spannender zu machen. Dies ist die frühe Form von Dramatik ohne die Ernsthaftigkeit, die wir ihr später im Leben beimessen, wenn wir vergessen haben, dass jedes Drama ureigentlich ein Spiel ist.

Als Erwachsene werden unsere Ungeheuer sehr real und nehmen Formen an wie finanzieller Ruin, Einsamkeit, Arbeitsplatzverlust, Krankheit und Tod. Als Erwachsene glauben wir wirklich, dass Ungeheuer uns „holen" können und dass wir dadurch vernichtet werden. So endet ein Spiel, das mit einem eingebauten Sicherheitsventil begann und bei dem man gar nicht mehr aufhören konnte zu lachen, in Stress, Depressionen und Angst. Nicht ganz zufällig verfestigt sich unser Ich-Erleben mit zunehmendem körperlichem Alter, und auch unsere Anfälligkeit für psychische Leiden nimmt zu.

Überlegen Sie nun einmal Folgendes: Was, wenn man das Spiel des Lebens dadurch „gewinnen" könnte, dass man aus *eigener Erfahrung* entdeckt, dass alles eigentlich ein Spiel und man selbst die Erfinderin oder der Erfinder dieses Spiels ist? Ich betone die *Erfahrung* dieser Entdeckung und lege nahe, dass eben dies vor langer Zeit bei Buddha, Laotse und anderen Meistern aus dem Osten eingetreten ist. Bei ihnen ist die Identifizierung mit dem gedanklichen Ich in sich zusammengebrochen und mit ihr alles psychische Leiden.

Wenn psychisches Leiden überhaupt einen Sinn hat, dann vielleicht den, dass es Ihnen hilft, aufzuwachen und das Spiel zu erkennen, das große Schauspiel, das dieses Dasein ist. Im Buddhismus sagt man, „wo kein Schlamm, da kein Lotus". Buddha wurde in seiner Kindheit und Jugend angeblich vor allem Leid bewahrt, und hätte er sich nie aufgemacht, das Leid zu erfahren, wäre er wohl nie zu seinen Erkenntnissen gelangt. Ohne Ihr Leid wären Sie nicht da, wo Sie heute sind.

Schließen wir mit einigen praktischen Hinweisen, wie dieses kosmische Spiel zu spielen ist.

Man kann dieses Spiel so spielen, dass man die Ideen in diesem Buch verwirft oder vergisst und weiterhin glaubt, dass wir tatsächlich unsere linke Hirnhälfte sind. So behält man seine Identität und spielt weiterhin eine Rolle in dieser theatralischen Welt, die wir als moderne Gesellschaft bezeichnen. In dieser Welt der Kategorien und Interpretationen gibt es gute, aber auch schlechte Tage, Freunde, aber auch Feinde. In dieser Welt der linken Hirnhälfte kann man gewinnen, verliert aber auch hin und wieder. Es gibt das Hochgefühl des Sieges, aber auch die Angst vor der Niederlage. Das Spiel wird mit einem entsetzlichen Ernst und in fürchterlicher Dringlichkeit gespielt, ganz so, als wäre es kein Spiel.

Diese Methode hat natürlich auch ein paar Nachteile. Das Leben gilt als kurz. Tod und Krankheit sind der Feind, und man muss sich so lange, wie es nur irgend geht, größtmögliche Mühe geben, mit der höchstmöglichen Punktzahl zu gewinnen, seien diese Punkte nun materieller oder spiritueller Natur. Wie bei den meisten Menschen wurde Ihr Schauspieler-Ich wahrscheinlich nur als Statist im Hintergrund der Weltenbühne gebucht, aber es besteht jederzeit die Möglichkeit, groß herauszukommen, und für diese Chance akzeptieren viele das Leiden. Es ist nicht verkehrt, sich hierfür zu entscheiden, und damals wie heute ist dies die beliebteste Option auf Erden. In gewisser Weise könnte man von allen, die sich über diese Ideen überhaupt keine Gedanken machen, sagen, sie spielen das Spiel so gut, dass man ihrer linken Hirnhälfte nur gratulieren kann.

Das andere Extrem wäre, auf der Suche nach etwas, was viele als Erleuchtung bezeichnen, mit ganzem Herzen Tätigkeiten nachzugehen, die mit der rechten Hirnhälfte verbunden sind. Diese Option voll auszuschöpfen, bedeutet, einem Weg zu folgen, der dem der Heiligen, Meister und Mönche der großen spirituellen Traditionen der Welt und natürlich dem des Buddha gleicht. Meditation, Achtsamkeit, Gebet, Yoga und die beständige innere Ausrichtung auf Mitgefühl, Dankbarkeit und die Verbundenheit allen Seins sind wunderbare Ausgangspunkte. Wie man „dorthin kommt“, ist weitgehend ein Geheimnis und ganz gewiss nicht vollständig mit Worten auszudrücken, aber die Eingeweihten haben viele Zeichen und Hinweise hinterlassen. Wenn dies Ihre Berufung ist, dann verneige ich mich vor Ihnen und wünsche Ihnen alles Gute auf Ihrem Weg.

Eine dritte Option könnte man sozusagen als Mittelweg bezeichnen, bei dem man mit einem Fuß in jeder der beiden anderen Möglichkeiten steht. Dabei nehmen Sie das Spiel gerade so ernst, dass Sie sich freuen, wenn Ihr Kind ein Fußballspiel gewinnt, und traurig sind, wenn Sie eine Beförderung nicht bekommen. Natürlich nehmen Sie sich so oder so weder den Sieg noch die Niederlage allzu sehr zu Herzen, weil Sie sich hinter beidem ein stilles Schmunzeln bewahren, und dieses Schmunzeln versinnbildlicht Ihr Wissen darum, dass es ohne Verlust keinen Gewinn geben kann und dass jeder Gewinn letztendlich von einem Verlust abhängt.

Auf diesem Mittelweg sehen Sie sich im Supermarkt eine Boulevardzeitschrift an und erkennen sie zugleich als unsinniges Klatschmagazin und als Ausdruck menschlicher Kreativität und Spiritualität. Wenn Ihnen jemand die Vorfahrt nimmt, spüren Sie vielleicht, wie Wut in Ihnen hochkocht, und lachen zugleich innerlich darüber, wie dumm es ist, ein Drama daraus zu machen. Es mag Momente geben, in denen Sie vollkommen aufgehen in dem Bewusstsein „Kein Ich, kein Problem“, und schon wenige Augenblicke später meldet sich Ihr Ich wieder, wenn ein Kollege an Ihnen vorbeigeht und Sie nicht beachtet.

Ja, vielleicht spielen Sie das Spiel bereits genau auf diese Art und Weise. Sie meditieren, praktizieren Achtsamkeit und fühlen sich dabei spirituell gut verwurzelt – doch dann schaltet sich das Ich wieder ein und stellt frustriert fest, dass Ihnen der Kaffee ausgegangen ist. Sie nehmen an einem Yoga-Kurs teil und fühlen sich wunderbar, verfluchen aber dann auf der Heimfahrt denjenigen, der Ihnen einen Kratzer ins Auto gemacht hat. Sich dieser Machenschaften des Denkens bewusst zu werden, ohne an ihnen hängen zu bleiben, dies ist eine Art moderner Mittelweg.

Ganz gleich, für welche Spielart Sie sich entscheiden, meine Hoffnung ist, dass Sie durch die Lektüre dieses Buches die interpretierende Instanz in Ihrer linken Hirnhälfte und ihre Funktionsweise gut kennenlernen und sie dadurch allmählich weniger erst nehmen können. Dies wird Ihr Leiden mit Sicherheit verringern.

Vielleicht hören Sie sogar auf, bestimmte Dinge in Ihrem Leben mit aller Gewalt verändern oder in Zukunft dieses oder jenes erreichen zu wollen, weil Ihnen klar wird, dass die Probleme, die Sie zu überwinden versuchen, zum größten Teil von der interpretierenden Instanz in Ihrer linken Hirnhälfte geschaffen worden sind, und weil Sie erkennen, dass sie sogleich neue Probleme erschaffen wird, sobald die alten gelöst sind. Dies kann sogar für Menschen gelten, die einem strengen spirituellen Weg folgen, wie die Worte des ehemaligen Harvard-Professors Richard Alpert (heute bekannt unter dem Namen Ram Dass) zeigen, der sagte: „Alle spirituellen Praktiken sind

Illusionen, geschaffen von Illusionisten, um der Illusion zu entkommen."

Auf diesem Mittelweg glauben Sie einerseits, dass Ihr wahres Ich bereits vollkommen und im Frieden ist. Dies ist auch gut so, denn die interpretierende Instanz in Ihrer linken Hirnhälfte hat ohnehin nicht die Macht, in Ihrem Leben wirklich etwas zu verändern, weil sie ein Trugbild ist – auch wenn ich wette, dass sie gerade deutliche Einwände dagegen erhebt. Denken Sie sich dies folgendermaßen: Kann der Rauch über einer Fabrik irgendetwas an den Abläufen in der Fabrik ändern? Wie frustrierend wäre es zu glauben, die fiktive Figur Sherlock Holmes könnte in der realen Welt ein Verbrechen aufklären? Wenn uns dies klar wird, können wir allmählich erkennen, dass wir genau da sind, wo wir sein sollten und genau das tun, was wir tun sollten.

Während Ihnen also in diesem Buch immer wieder Erkundungen angeboten worden sind, um Ihr „Ich" aus Ihrer linken Hirnhälfte zu kriegen, ist Ihr wahres Ich vielleicht längst draußen und macht sich deswegen nicht die geringsten Sorgen. Dies ist genau die Art von Paradoxon, die die interpretierende Instanz so frustriert. Aber dieses Paradoxon zu erleben heißt, das verspielte Wesen der Wirklichkeit zu erfahren, was uns wieder zu der Geschichte über Gott zurückführt, der Verstecken spielt.

Ein Gruselfilm oder eine Achterbahnfahrt macht den Leuten gerade deshalb Spaß, weil sie wissen, dass ihnen in Wirklichkeit nichts passieren kann. In eben diesem Sinne weiß auch das universelle Bewusstsein, dass ihm nichts passieren kann, selbst bei allem, was die linke Hirnhälfte als schreckliche Tragödie einstuft. Wenn Sie sich in einem allmächtigen, allwissenden Bewusstsein befänden, würden Sie keine Traurigkeit kennen, keinen Verlust, keine Angst, keine Überraschung und auch nicht die Spannung, nicht zu wissen, was als nächstes geschieht. Ein allwissendes Bewusstsein könnte nicht über Witze lachen und nicht über Tragödien weinen. Im Spiel kann das Bewusstsein jede mögliche Erfahrung auskosten, und dies kann es nur, wenn es sich in uns verliert. Wenn Sie Erlebnisse in unendlicher Folge haben wollen, dann erschaffen Sie fiktive Ichs, die sich ernst nehmen, und programmieren Sie sie so, dass sie immer wollen, was sie nicht haben.

Gerade so wie ein Glas Wasser unendlich viel wohltuender ist, wenn man zuvor kilometerlang durch die Wüste gewandert ist, ist auch die Erfahrung, die Verbundenheit von allem mit allem zu spüren, unendlich viel erfüllender, wenn man zuvor die Illusion des Getrenntseins hatte. Das ist der Witz des Spiels. Das ist der Witz des Erwachens.

Dieses Spiel ist ein Privileg und ein Abenteuer, aber es ist auch mal Komödie, mal Tragödie. Insgesamt ergibt es einen Bilderteppich, aus dem man sich nicht einen Teil herauspicken und den Rest liegen lassen kann, weil alles miteinander verknüpft ist und sich gegenseitig definiert, ja weil eins ohne das andere nicht sein kann. Vielleicht weiß Ihr wahres Ich dies sehr wohl, weil es den Bilderteppich nämlich selbst geknüpft hat. Wenn dieses Buch seinen Zweck erfüllt hat, dann hat es Ihnen wieder ins Gedächtnis gerufen, dass Sie nirgendwohin gelangen und nichts tun müssen, weil Sie bereits da sind und es tun. Abgesehen davon natürlich, dass es nirgendwo ein echtes Ich gibt, das etwas täte. Oder vielleicht könnte man auch sagen, es ist überall und tut alles.

Dies könnte doch einen ausgezeichneten Koan abgeben, über den man meditieren kann.

Erkundung

Wer bin ich?

In den verschiedensten spirituellen Traditionen lautet eine der tiefgründigsten Fragen, die man sich stellen kann: *Wer bin ich?* Antworten Sie nicht mit der interpretierenden Instanz in Ihrer linken Hirnhälfte über deskriptive Etiketten, Vergleiche, Kategorien oder Musterwahrnehmung, sondern versuchen Sie vielmehr, sich nach innen zu wenden und herauszufinden, ob Sie den Ursprung des Ich-Gedankens finden können. Sie können dies im Rahmen einer Meditation tun, aber es muss solchen Momenten nicht vorbehalten bleiben; Sie können es jederzeit versuchen, und sei es nur ein paar Sekunden lang. Beachten Sie dabei, dass die Antwort auf diese Frage möglicherweise eher ein Gefühl als ein Gedanke ist, ein Gefühl, das in dem Raum und in der Stille zu finden ist, die uns rings umgibt.

Weitere, damit zusammenhängende Fragen, über die Sie im Rahmen dieser Erkundung nachdenken können, sind etwa folgende:

- Bin ich der Name, den man mir gegeben hat?
- Bin ich das Geschlecht, das mir zugeschrieben wird?
- Bin ich der Beruf, in dem ich arbeite?

- Bin ich die gesellschaftlichen Rollen, die ich spiele?
- Bin ich das Alter, das die Gesellschaft mir vorrechnet?
- Bin ich die Intelligenz, als die die Gesellschaft mich definiert?
- Bin ich mein Bildungsgrad?
- Bin ich der Körper, als den andere mich definieren?
- Bin ich die Gedanken in meinem Kopf?
- Bin ich die Erinnerungen, von denen ich glaube, dass sie sich ereignet haben?
- Bin ich meine Vorlieben? Also das, was ich mag?
- Bin ich meine Wünsche?
- Bin ich meine Gefühle?
- Bin ich meine Überzeugungen?
- Bin ich meine Reaktionen?
- Bin ich meine Erwartungen?
- Bin ich die Filme, die vor meinem geistigen Auge ablaufen?
- Bin ich ein Rätsel?

Ihr *wahres* Ich ist nicht in Worte zu fassen ... nicht in Kategorien, Etiketten, Überzeugungen, Gefühle oder in irgendetwas, was man als „bekannt" bezeichnen könnte.

ANHANG

DANKSAGUNGEN

Meiner Frau Janie, meinem Sohn Nick und meiner Tochter Zoe möchte ich dafür danken, dass sie mich stets dazu ermutigen, der Glückseligkeit meiner rechten Hirnhälfte zu folgen. Außerdem möchte ich allen bei Hierophant Publishing (dem amerikanischen Originalverlag, d. Ü.) danken, ist doch ihre Gegenwart in diesem Buch überall zu spüren. Insbesondere möchte ich Randy Davila danken, denn seine Intuition und seine Weisheit waren im gesamten Entstehungsprozess dieses Buches unschätzbar wertvoll. Danken möchte ich auch folgenden Personen für ihre Hilfe bei diesem Abenteuer: Ben Knight (Zen Ben), Lara Patriquin, Rob Smith, Janet Lee McKnight, Bill Roman, Gary Clise, Christy Homerski, Steve Christman, Shad Connelly, Josh Hudson.

ANMERKUNGEN UND LITERATUR

Alle Paraphrasen und Zitate Buddhas sind, wo nicht anders angegeben, den folgenden beiden Quellen entnommen: *The Dhammapada: The Saying of the Buddha*, aus dem Pali ins Englische übersetzt von Thomas Byrom, Knopf 1976 (für die deutsche Übersetzung: *Dhammapada – die Weisheitslehren des Buddha*, aus dem Pali ins Deutsche neu übertragen und kommentiert von Munish B. Schiekel, Herder Spektrum 1998) und *Anatta-lakkhana Sutta: The Discourse on the Not-self Characteristic* (SN 22.59), aus dem Pali ins Englische übersetzt von N. K. G. Mendis auf *Access to Insight* (*BCBS Edition*), 13. Juni 2010, www.accesstoinsight.org/tipitaka/sn/sn22/sn22.059.mend.html (für die deutsche Übersetzung: „Anatta-lakkhana Sutta: Lehrrede vom Merkmal des Nicht-Selbst." *Bei dieser Wahrheit. Vom Segen des Rezitierens in der Lehre des Erwachten*, aus dem Pali ins Deutsche übertragen von Mettiko Bhikkhu, Muttodaya Dhamma, Buddhistisches Waldkloster Muttodaya, Stammbach 2017, S. 155–159).

1 Eines der ersten bekannten Bücher, das östliche Philosophie und Physik miteinander verband, war F. Capra, *The Tao of Physics: An Exploration oft the Parallels Between Modern Physics and Eastern Mysticism*. Berkeley Shambhala Center 1975; deutsche Erstausgabe: *Der kosmische Reigen: Physik und östliche Mystik. Ein zeitgemäßes Weltbild*. Otto Wilhelm Barth Verlag 1977, später *Das Tao der Physik: Die Konvergenz von westlicher Wissenschaft und östlicher Philosophie*. Vom Autor revidierte und erweiterte Neuausgabe, O. W. Barth, 4. Aufl. 2012.

2 Z. Houshmand, B. Wallace, R. Livingston, *Consciousness at the Crossroads: Conversations with the Dalai Lama on Brain Science and Buddhism.* Snow Lion 1999. Dieses Buch ist das Ergebnis mehrerer Treffen des Dalai Lama mit einer Gruppe bedeutender Neurowissenschaftler und Psychiater.

3 P. Kaul, J. Passafiume, C. R. Sargent, B. F. O'Hara, „Meditation acutely improves psychomotor vigilance, and may decrease sleep need." *Behavioral and Brain Functions* 6/2010, 47.

4 Sara Lazars Vortrag über die Veränderung des Gehirns durch Meditation, „How Meditation Can Reshape Our Brains: Sara Lazar at TEDxCambridge 2011." ist unter youtube.com/watch?v=m8rRzTtP7Tc&feature=youtu.be nachzuhören (mit deutschen Untertiteln), zuletzt abgerufen am 27.4.2020.
Ein ausführlicherer Artikel, der einen Überblick über ihre Arbeit vermittelt, ist z.B. S. Lazar, „The neurobiology of mindfulness." *Mindfulness and Psychotherapy*, 2013, 282–294. Zwei Arbeiten über Meditation, Mitgefühl und Verkleinerung der Amygdala sind folgende: B. Hölzel, J. Carmody, K. Evans, E Hoge, J. Dusek, L. Morgan, R. Pitman, S. Lazar, „Stress reduction correlates with structural changes in the amygdala." *Social Cognitive and Affective Neuroscience* Vol. 5, Issue 1, (1. März 2010), 11–17 und B. Hölzel, J. Carmody, M. Vangel., C. Congleton, S. M. Yerramsetti, T. Gard, S. Lazar, „Mindfulness practice leads to increases in regional brain gray matter density." *Psychiatry Research* 191(1) 2011, 36–43, DOI: 10.1016/j.pscychresns.2010.08.006.

5 Die Forschung über Tai-Chi ist inzwischen so umfangreich, dass es nun einen Übersichtsartikel gibt, in dem die zahlreichen anderen wissenschaftlichen Berichte zum Thema (insgesamt 107) kritisch zusammengefasst werden: M. R. Solloway, S. L. Taylor, P. G. Shekelle, I. M. Miake-Lye, J. M. Beroes, R. M. Shanman, S. Hempel, „An evidence map of the effect of Tai Chi on health outcomes." *Systematic Reviews* 5(1) 2016.

6 A. Büssing, A. Michalsen, S. B. S. Khalsa, S. Telles, K. J. Sherman, „Effects of yoga on mental and physical health: A short summary of reviews." *Evidence-Based Complementary and Alternative Medicine* eCAM 2012, 165410, DOI: 10.1155/2012/165410.

7 C. Villemure, M. Čeko, V. A. Cotton, M. C. Bushnell, „Neuroprotective effects of yoga practice: Age-, experience- and freuquenncy-dependent plasticity." *Frontiers in Human Neuroscience 9*: 2015, 281, DOI: 10.3389/fnhum.2015.00281.

8 J. D. Creswell, „Biological pathways linking mindfulness with health." K. W. Brown, J. D. Creswell, R. Ryan (Hrsg.), *Handbook on Mindfulness Science*, Guilford Publications 2015. J. D. Creswell, A. Taren, E. Lindsay, C. Greco, P. Gianaros, A. Fairgrieve, A. Marsland, K. Brown, B. Way, R. Rosen, J. Ferris, „Alterations in resting state functional connectivity link mindfulness meditation with reduced interleukin-6: a randomized controlled trial." *Biological Psychiatry* 2016, DOI: 10.1016/j.biopsych.2016.01.008

9 A. Morin, „Self-Recognition, theory-of-mind, and self-awareness: What side are you on?" *Laterality* 16(3) 2010, 367–383.

10 W. W. Wei, *Ask the Awakened: the Negative Way*. Sentient Publications 1963.

11 So sagte der Neurowissenschaftler Tim Crow: „Nichts in der Psychologie des Menschen ergibt irgendeinen Sinn – außer im Lichte der Lateralisierung der Hirnhemisphären." Mit anderen Worten, die einzige Möglichkeit zu verstehen, wer wir wirklich sind, ist die Erforschung von linker und rechter Hirnhälfte.

12 Werke, die die interpretierende Instanz der linken Hirnhälfte und ihre Entdeckung erklären, sind unter anderem die Folgenden: M. S. Gazzaniga, J. E. LeDoux, *The Integrated Mind*. Plenum Press 1978; deutsch: *Neuropsychologische Integration kognitiver Prozesse*. Thieme 1983. M. S. Gazzaniga, *The Social Brain: Discovering the Networks of the Mind*. Basic Books 1985; deutsch: *Das erkennende Gehirn: Entdeckungen in den Netzwerken des Geistes*. Junfermann 1989. M. S. Gazzaniga, „The split brain revisited." *Scientific American* 279(1) 1998, 35–39; deutsch: „Rechtes und linkes Gehirn: Split-Brain und Bewusstsein." *Spektrum der Wissenschaft* 12/1998, S. 84ff oder unter: spektrum.de/magazin/rechtes-und-linkes-gehirn-split-brain-und-bewusstsein/824991, zuletzt abgerufen am 24.3.2020.

13 Nisbett und Wilson, „Telling more than we can know: Verbal reports on mental processes." *Psychological Review* 84/1977, 231–259; P. Johansson, L. Hall, S. Sikström, B. Tärning, A. Lind, „How something can be said about telling more than we can know." *Consciousness and Cognition* 15(4) 2006, 673–692.

14 D. G. Dutton, A. P. Aaron, „Some evidence for heightened sexual attraction under conditions of high anxiety." *Journal of Personality and Social Psychology* 30(4) 1974, 510–517, DOI: 10.1037/h0037031.

15 R. Dienstbier, „Attraction increases and decreases as a function of emotion-attribution and appropriate social cues." *Motivation and Emotion* 3/1979, 201–218.

16 C. Meston, P. Frohlich, „Love at first fright: Partner salience moderates roller-coaster induced excitation transfer.“ *Archives of Sexual Behavior* 32(6) 2003, 537–544.

17 M. S. Gazzaniga, *The Social Brain: Discovering the Networks of the Mind*. Basic Books 1985; deutsch: *Das erkennende Gehirn: Entdeckungen in den Netzwerken des Geistes*. Junfermann 1989.

18 M. Konnikova, „*The man who couldn't speak and how he revolutionized psychology.*“ Zu finden unter: blogs.scientificamerican.com/literally-psyched/the-man-who-couldnt-speakand-how-he-revolutionized-psychology/, zuletzt abgerufen am 26.3.2020.

19 Um den Lateralitäts-Experten Joe Hellige zu zitieren: „Die Dominanz der linken Hirnhemisphäre in vielen Aspekten von Sprache ist die offensichtlichste und am häufigsten zitierte kognitive Asymmetrie. Insbesondere ist die linke Hemisphäre offenbar dominant für die Sprachäußerung ...“ (J. B. Hellige, *Hemispheric Asymmetry: What's Right and What's Left?* Harvard University Press 1993). Dies bedeutet jedoch nicht, dass die rechte Hirnhälfte bei Sprache keine Rolle spielt. Um eine Metapher aus der Wirtschaft zu gebrauchen: Der Vorstandsvorsitzende der Sprache sitzt in der linken Hirnhälfte, auch wenn in der rechten Hirnhälfte durchaus einige wichtige Mitarbeiter tätig sind. So leistet zum Beispiel die rechte Hirnhälfte einen Beitrag zu den emotionalen Aspekten von Sprache, und Menschen mit geschädigter rechter Hirnhälfte sind emotional oft flach, wenn sie über die Sprache kommunizieren. Auch Sarkasmus und Metaphern können diesen Personen Schwierigkeiten bereiten, weil diese Sprachfunktionen in einer emotionalen Welt außerhalb von eigentlicher Sprache und Sprechfähigkeit angesiedelt sind.

20 A. Morin, „Self-Awareness, Part 2: Neuroanatomy and importance of inner speech.“ *Social and Personality Psychology Compass* 2(12) 2011, 1004–1012.

21 I. McGilchrist, *The Master and His Emissary: The Divded Brain and the Making of the Western World*. Yale University Press 2009. McGilchrists TED-Talk ist hier nachzuerleben: ted.com/talks/iain_mcgilchrist_the_divided_brain.

22 A. Korzybski, „Science and Sanity: An Introduction to Non-Aristotelian Systems and General Semantics.“ *Institute of General Semantics* 1933, 747–761.

23 J. Stroop, „Studies of interference in serial verbal reactions.“ *Journal of Experimental Psychology* 18(6): 1935, 643–662, DOI: 10.1037/h0054651.

24 Steve Christman, mein Mentor im Graduiertenstudium, hat eine interessante Studie zum Stroop-Effekt durchgeführt. Er nahm an, dass die linke Hirnhälfte das Farbsymbol (das Wort) und die rechte die eigentliche Farbe verarbeitet. Er stellte fest, dass die Probanden mit der geringsten Kommunikation zwischen den beiden Hirnhälften am wenigsten beeinträchtigt waren, wenn Symbol und Farbe nicht übereinstimmten. Dies bedeutet, wenn die beiden Hirnhälften unabhängiger voneinander agieren, stört das Symbol der linken Hirnhälfte eine abweichende Farbe der rechten Hirnhälfte nicht. Der ausschlaggebende Punkt ist jedoch, dass der Stroop-Effekt zeigt, dass die linke Hirnhälfte das Wort GELB so behandelt, als ob tatsächlich die Farbe Gelb vorhanden wäre. S. Christman, „Individual differences in stroop and local-global processing: A possible role of interhemispheric interaction.“ *Brain and Cognition* 45/2001, 97–118, DOI: 10.1006/brcg.2000.1259.

25 M. Teicher, S. Anderson, A. Polcari, C. Anderson, C. Navalta, D. Kim, „The neurobiological consequences of early stress and childhood maltreatment.“ *Neuroscience and Biobehavioral Reviews* 27/2003, 33–44. Dies kann nur dann geschehen, wenn wir Worte so behandeln, als *wären* sie die Dinge, die sie ausdrücken.

26 E. A. Salzen, „Emotion and self-awareness.“ *Applied Animal Behavior Science* 57/1998, 299–313.

27 E. F. Loftus, J. C. Palmer, „Reconstruction of auto-mobile destruction: An example of the interaction between language and memory.“ *Journal of Verbal Learning and Verbal Behavior* 13/1974, 585–589.

28 *Placebo* heißt „ich werde gefallen“ und bezeichnet den Effekt, wenn in einer Studie der Glaube eines Probanden an ein bestimmtes Ergebnis eben dieses Ergebnis hervorruft. Obwohl sich der Placebo-Effekt in der Medizin bereits einige hundert Jahre zurückverfolgen lässt, wurde der Begriff als solcher erst in den 1950er Jahren erstmals in einem wissenschaftlichen Aufsatz verwendet: H. K. Beecher, „The powerful placebo.“ *JAMA* 1955; 159(17), 1602–1606, DOI: 10.1001/jama.1955.02960340022006.

29 Neuere Forschungen stellen zur Debatte, ob die verbreitete Anwendung und Effektivität von Antidepressiva nicht zu einem Großteil auf den Placebo-Effekt zurückzuführen ist. Siehe I. Kirch, „Challenging received wisdom: Antidepressants and the placebo effect." *McGill Journal of Medicine: MJM* 11(2) 2008, 219–222.

30 F. Benedetti, E. Carlino, A. Pollo, „How placebos change the patient's brain." *Neuropsychopharmacology: Official Publication of the American College of Neuropsychopharmacology*, 36/2011; 339–354, DOI: 10.1038/npp.2010.81.

31 N. Alia-Klein, R. Z. Goldstein, D. Tomasi, L. Zhang, S. Fagin-Jones, F. Telang, G. J. Wang, J. S. Fowler, N. D. Volkow, „What is in a Word? No versus yes differently engage the lateral orbifrontal cortex." *Emotion* (Washington D.C.) 7(3) 2007, 649–659, DOI: 10.1037/1528-3542.7.3.649.

32 Ein klassisches Werk über Koans: V. Hori, *Zen Sand: The Book of Capping Phrases for Kōan Practice*. University of Hawaii Press 2003.

33 Damit soll nicht gesagt werden, dass die rechte Hirnhälfte keine Muster erkennen kann. Tatsächlich zeigt bereits die frühe Split-Brain-Forschung, dass die rechte Hirnhälfte, wenn ihr kurz das Wort *Löffel* gezeigt wurde, mithilfe der linken Hand einen Löffel ergriff und als solchen erkannte. Es ist eher eine graduelle Frage. Wenn man sich die linke Hirnhälfte als den Johann Sebastian Bach der Mustererkennung denken kann, dann ähnelt die rechte Hirnhälfte auf diesem Gebiet eher einer Garagenband. Auf der Reise, die wir menschliche Erfahrung nennen, spielt dieses Ungleichgewicht allerdings eine wichtige Rolle. Womöglich macht es sogar das Einzigartige am Menschsein aus.

34 I. Taylor, M. M. Taylor, *Psycholinguistics: Learning and Using Language*. Pearson 1190, 367. D. Gebauer, A. Fink, R. Kargl, G. Reishofer, K. Koschutnig, C. Purgstaller et al., „Differences in brain function and changes with intervention in children with poor spelling and reading abilities." *PLoS ONE* 7(5) 2012: e38201, DOI: 10.1371/journal.pone.0038201.

35 J. R. Booth, D. D. Burman, „Development and disorders of neurocognitive systems for oral language and reading." *Learning Disability Quarterly* 24/2001, 205–215.

36 H. Rorschach, *Manual for Rorschach Ink-blot Test*. Stoelting, Chicago 1924 (Erstveröffentlichung: H. Rorschach, „Über ein wahrnehmungsdiagnostisches Experiment." *Schweizer Archiv für Neurologie und Psychiatrie* 6/1920, 360–361).

37 G. Wolford, M. B. Miller, M. Gazzaniga, „The left hemisphere's role in hypothesis formation." *The Journal of Neuroscience* 20/2000.

38 D. M. Tucker, P. A. Williamson, „Asymmetric neural control systems in human self-regulation." *Psychological Review* 91/1984, 185–215.

39 P. Krummenacher, C. Mohr, H. Haker, P. Brugger, „Dopamine, paranormal belief and the detection of meaningful stimuli." *Journal of Cognitive Neuroscience* 22/2010, 1670–1681. Sehr interessant für die Leserinnen und Leser sollte sein, dass die linke Hirnhälfte nicht nur ausgezeichnet Dinge sieht, die gar nicht da sind, sondern auch das Selbstbild erzeugt.

40 J. Whitson, A. Galinsky, „Seeing patterns when there is nothing to see." *Science* 2008, 115–117, DOI: 10.1126/science.1159845.

41 P. V. Simonov, M. V. Rolov, V. F. Evtushenko, E. P. Sviridov, „Effect of emotional stress on recognition of visual patterns." *Aviation, Space and Environmental Medicine* 48/1977, 856–858.

42 T. Proulx, S. J. Heine, „The frog in Kierkegaard's beer: Finding meaning in the threat-compensation literature." *Social and Personality Psychology Compass* 4(10) 2010, 889–905, DOI: 10.1111/j.1751-9004.2010.00304.x.

43 Jill Bolte Taylor, „My stroke of insight." *TED Talk* ted.com:80/talks/jill_bolte_taylor_s_powerful_stroke_of_insight (mit deutschen Untertiteln).

44 Eines der wichtigsten und vielleicht bis heute *das* wichtigste Buch über die Unterschiede zwischen den beiden Hirnhälften und deren Gründe ist I. McGilchrist, *The Master and His Emissary: The Divided Brain and the Making of the Western World.* Yale University Press 2009.

45 Die ursprüngliche Studie über die Was- und Wo-Pfade ist M. Mishkin, L. Ungerleider, „Contributions of striate inputs to the visuospatial functions of parietopreoccipital cortex in monkeys." *Behavioral Brain Research* 6(1) 1982, 57–77. Neuere Arbeiten über das Was- und Wo-System unter Verwendung visueller Illusionen sind unter anderem folgende: M. A. Goodale, A. D. Milner, „Separate visual pathways for perception and action." *Trends in Neuroscience* 15(1) 1992, 20–25; A. D. Milner, M. A. Goodale, *The Visual Brain in Action.* Oxford University Press 1995.

46 M. Csikszentmihalyi, *Flow: The Psychology of Optimal Experience.* Harper & Row 1990; deutsch: *Flow. Das Geheimnis des Glücks.* Klett-Cotta, 6. Aufl. 2019. Das Zitat stammt aus einem Interview mit dem *Wired Magazine* vom 1.9.1996, wired.com/1996/09/czik/, zuletzt abgerufen am 6.4.2020 (Anm. d. Ü.).

47 V. S. Ramachandran, S. Blakeslee, *Phantoms in the Brain.* William Morrow and Company 1998; deutsch: *Die blinde Frau, die sehen kann: rätselhafte Phänomene unseres Bewusstseins.* Rowohlt, 6. Aufl. 2002.

48 M. Klein, „Context and Memory." L. T. Benjamin jun., K.S. Lowman (Hrsg.), *Activities Handbook for the Teaching of Psychology.* American Psychological Association 1981, S. 83.

49 Die erste Arbeit über Informationseinheiten („chunks") und Kurzzeitgedächtnis: G. A. Miller, „The magical number seven, plus or minus two: Some limits on our capacity for processing information." *Psychological Review* 63/1956, 81–97.

50 Zu den ersten Schriften über die Auswirkungen vertiefter, sinnvoller Verarbeitung auf das Gedächtnis gehört F. I. M. Craik, E. Tulving, „Depth of processing and the retention of words in episodic memory." *Journal of Experimental Psychology: General* 104/1975, 268–294.

51 V. Frankl, *Man's Search for Meaning.* Pocket Books 2006. Die amerikanische Ausgabe verwendet Inhalte aus folgenden beiden Büchern Frankls: *Trotzdem Ja zum Leben sagen: Ein Psychologe erlebt das Konzentrationslager.* Penguin 2018 und *Der Mensch auf der Suche nach Sinn: Zur Rehumanisierung der Psychotherapie.* Herder 1972.

52 J. W. Schooler, D. Ariely, G. Loewenstein, „The pursuit and assessment of happiness may be self-defeating." J. Carrilo, I. Brocas (Hrsg.), *The Psychology of Economic Decisions.* Oxford University Press 2003, 41–70. Wenn man krampfhaft versucht, glücklich zu sein, kann man Musik oder auch alles andere, was einem Freude machen könnte, natürlich gar nicht richtig erleben.

53 I. B. Mauss et al., „Can seeking happiness make people unhappy? Paradoxical effects of valuing happiness." *Emotion* 11/2011, 807. In dieser Arbeit wird Glück als ein Überschuss an positiven Gefühlen betrachtet. Es versteht sich von selbst, dass dies etwas anderes ist als Sinn.

54 J. Yang, „The role of the right hemisphere in metaphor comprehension: A meta-analysis of functional magnetic resonance imaging studies.“ *Human Brain Mapping* 2014, 35, DOI: 10.1002/hbm.22160.

55 A. Kozak, *Wild Chickens and Petty Tyrants: 108 Metaphors for Mindfulness*. Wisdom Publications 2016.

56 E. Mitchell, *The Way of the Explorer, Revised Edition: An Apollo Astronaut's Journey Through the Material and the Mystical Worlds*. New Page Books 2008; ins Deutsche wurde nur die ursprüngliche Fassung übersetzt: *Wege ins Unerforschte: die äußere und innere Reise eines Apollo-Astronauten*. Lüchow 1997.

57 W. James, *The Principles of Psychology*. Dover 1890 (Nachdruck 1950); deutsch: *Psychologie*. Quelle & Meyer 1909.

58 Mangan hat die Idee eingeführt, dass *fringe consciousness* das große Ganze abbildet, welches für das klassische Bewusstsein zu groß ist. Siehe B. Mangan, „Sensation's ghost: The non-sensory ‚fringe‘ of consciousness.“ *PSYCHE* 7(18) 2001, researchgate.net/publication/247487522_Sensation's_ghost_The_non-sensory_fringe_of_consciousness, zuletzt abgerufen am 9.4.2020.

59 A. Maril, J. S. Simons, J. J. Weaver, D. L. Schacter, „Graded recall success: An event-related fMRI comparison of tip of the tongue and feeling of knowing.“ *NeuroImage* 24(4) 2005, 1130–1138.

60 psychologytoday.com/us/blog/radical-remission/201405/the-science-behind-intuition, zuletzt abgerufen am 16.06.2020.

61 A. Bechara, H. Damasio, D. Tranel, A. R. Damasio, „Deciding advantageously before knowing the advantageous strategy.“ *Science* Vol. 275, Iss. 5304 (28. Feb.1997), 1293–1295.

62 psychologicalscience.org/news/minds-business/intuition-its-more-than-a-feeling.html, zuletzt abgerufen am 9.4.2020.

63 G. Lufityanto, C. Donkin, J. Pearson, „Measuring intuition: nonconscious emotional information boosts decision accuracy and confidence.“ *Psychological Science* DOI: 10.1177/0956797616629403.

64 Bei dem Experiment wurden die Bilder dem rechten Auge, also der linken Hirnhälfte gezeigt, aber natürlich waren die Teilnehmenden keine Split-Brain-Patienten, weshalb die Information von einer Hirnhälfte in die andere gelangte. Es wäre interessant, dieses Experiment mit Split-Brain-Patienten durchzuführen und herauszufinden, ob die Ergebnisse die gleichen sind.

65 D. Goleman, *Emotional Intelligence: Why It Can Matter More Than IQ*. Bantam Books 1995; deutsch: *Emotionale Intelligenz*. dtv 1997.
66 D. Goleman, *The Brain and Emotional Intelligence: New Insights*. More Than Sound 2011.
67 C. Niebauer, „Handedness and the fringe of consciousness: Strong handers ruminate while mixed handers self-reflect." *Consciousness and Cognition* 13/2001, 730–745, DOI: 10.1016/j.concog.2004.07.003.
68 B. O. Olatunji, J. M. Lohr, B. J. Bushman, „The pseudopsychology of Venting in the treatment of anger: Implications and alternatives for mental health practice." T. A. Cavell, K. T. Malcolm (Hrsg.), *Anger, Aggression and Interventions for Interpersonal Violence*. Lawrence Erlbaum Associates Publishers 2007, 119–141. In diesem Kapitel schreiben die Autoren: „Studie um Studie führte zu demselben Ergebnis: Der Wut Ausdruck zu geben, mindert aggressive Tendenzen nicht, und macht sie wahrscheinlich sogar schlimmer."
69 R. Zahn, J. Moll, M. Paiva, G. Garrido, Fl. Krueger, E. Huey et al.; „The neural basis of human social values: evidence from functional MRI." *Cerebral Cortex* 19/2008, 276–283.
70 Zwar haben nicht alle Studien über Dankbarkeit vereinfachend von vermehrter Aktivität in der rechten Hirnhälfte gesprochen, wohl aber unter anderem folgende: R. Zahn, G. Garrido, J. Moll, J. Grafman, „Individual differences in posterior cortical volume correlate with proneness to pride and gratitude." *Social Cognitive and Affective Neuroscience* 9/2014, 1676–1683.
71 R. A. Emmons, M. E. Mc Cullough, „Counting blessings versus burdens: An experimental investigation of gratitude and subjective well-being in daily life." *Journal of Personality and Social Psychology* 84(2) 2003, 377–389. Dies ist ein sehr wichtiges Experiment zur Dankbarkeit, weil es tatsächlich experimentell erforscht, wie sich gelebte Dankbarkeit im Gegensatz zum Jammern auswirkt. Um die Autoren zu zitieren: „Die Ergebnisse lassen darauf schließen, dass die bewusste Konzentration auf Segnungen emotionale und zwischenmenschliche Vorteile haben könnte."
72 O. Sacks, *Gratitude*. Knopf 2015; deutsch: *Dankbarkeit*. Rowohlt 2015 (Zitat S. 29).

73 „How we read each other's minds." Rebecca Saxe at TEDGlobal 2009, ted.com/talks/rebecca_saxe_how_we_read_each_other_s_minds. (Mit deutschen Untertiteln, Anm. d. Ü.) Ein detaillierterer Bericht über die Ergebnisse ihrer Arbeit findet sich hier: R. Saxe, „The right temporo-parietal junction: A specific brain region for thinking about thoughts." A. Leslie, T. German (Hrsg.), *Handbook of Theory of Mind*. 2010.

74 D. Goleman, *The Brain and Emotional Intelligence: New Insights*. More Than Sound 2011.

75 S. A. Mednick, M. T. Mednick, *Examiner's Manual: Remote Associates Test*. Houghton Mifflin 1967. Anm. d. Ü.: Für die deutsche Sprache wurden erstmals 2014 130 Worträtsel entwickelt: N. Landmann, M. Kuhn, H. Piosczyk, B. Feige, D. Riemann, Ch. Nissen, „Entwicklung von 130 deutschsprachigen Compound Remote Associate (CRA)-Worträtseln zur Untersuchung kreativer Prozesse im deutschen Sprachraum." *Psychologische Rundschau* 65(4) 2014, 200–211, DOI: 10.1026/0033-3042/a000223. Aus diesem Aufsatz stammt das verwendete Beispiel.

76 R. Bradbury, S. L. Aggelis, *Conversations with Ray Bradbury*. University Press of Mississippi, 2004.

77 D. Lynch, Interview mit Andy Battaglia, film.avclub.com, 23. Januar 2007.

78 D. Kahneman, A. Tversky, „Subjective probability: A judgment of representativeness." *Cognitive Psychology* 3(32) 1972, 430–454, DOI: 10.1016/0010-0285(72)90016-3; A. Tversky, D. Kahneman, „Judgment under Uncertainty: Heuristics and Biases." *Science* 185(4157) 1974, 1124–1131, DOI: 10.1126/science.185.4157.1124; PMID 17835457.

79 A. Dijksterhuis, M. W. Bos, L. F. Nordgren, R. B. van Baaren, *On making the right choice: the deliberation-without-attention effect*. 2006, ncbi.nlm.nih.gov/pubmed/16484496.

80 R. Sheldrake, *The Presence of the Past: Morphic Resonance and the Habits of Nature*. Times Books 1988; deutsch: *Das Gedächtnis der Natur: Das Geheimnis der Entstehung der Formen*. Fischer Scherz, überarbeitete Neuausgabe, 3. Aufl. 2011.

81 R. Sheldrake, *The Sense of Being Stared At: And Other Aspects of the Extended Mind*. Crown Publishers 2003; deutsch: *Der siebte Sinn des Menschen: Gedankenübertragung, Vorahnungen und andere unerklärliche Fähigkeiten*. Fischer Scherz 2005.

82 R. Shekldrake, *Dogs That Know When Their Owners Are Coming Home: And Other Unexplained Powers of Animals.* Crown 1999; deutsch: *Der siebte Sinn der Tiere: warum eine Katze weiß, wann Sie nach Hause kommen, und andere bisher unerklärte Fähigkeiten der Tiere.* Fischer, 7. Aufl. 2007.

83 newsweek.com/2015/11/20/meet-former-pentagon-scientist-who-says-psychics-can-help-american-spies-393004.html, zuletzt abgerufen am 22.4.2020.

84 M. Botvinick, J. Cohen, „Rubber hands ‚feel' touch that eye sees." *Nature* 391/1998, 756, DOI: 10.1038/35784. Das Experiment wurde auch in der TV-Sendung „Quarks" gezeigt:
wdr.de/mediathek/video/sendungen/quarks-und-co/video-die-gummihand-illusion—100.html
(verfügbar bis 4.9.2023), (Anm. d. Ü.).

85 V. S. Ramachandran, E. L. Altschuler, „The use of visual feedback, in particular mirror visual feedback, in restoring brain function." *Brain* Vol. 132, Issue 7/2009, 1693–1710, DOI: 10.1093/brain/awp135.

86 Im Rahmen einer wissenschaftlicheren Untersuchung dieses Phänomens hat der Psychologe Daryl Bem eine Reihe sorgfältig kontrollierter Experimente durchgeführt und dabei festgestellt, dass die Versuchspersonen vorhersagen konnten, was auf einem Computerbildschirm erscheinen würde.
Siehe slate.com/health-and-science/2017/06/daryl-bem-proved-esp-is-real-showed-science-is-broken.html oder
news.cornell.edu/stories/2010/12/study-looks-brains-ability-see-future, beide zuletzt abgerufen am 22.4.2020.

ÜBER DEN AUTOR

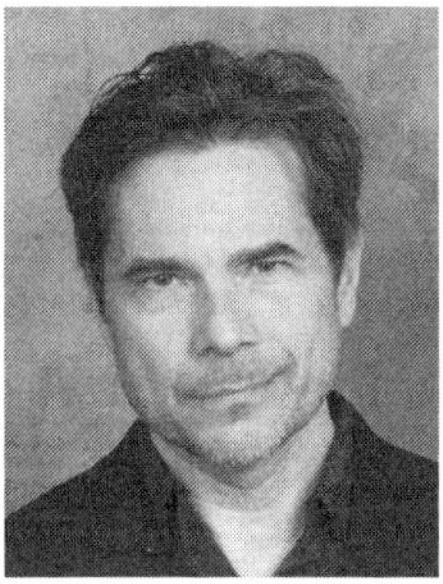

Chris Niebauer promovierte in kognitiver Neuropsychologie an der *University of Toledo* im US-Bundestaat Ohio und spezialisierte sich auf die Unterschiede zwischen linker und rechter Hirnhälfte des Menschen. Heute lehrt er als Professor an der *Slippery Rock University* in Pennsylvania über Bewusstsein, Achtsamkeit, die Unterschiede zwischen linker und rechter Hirnhälfte sowie künstliche Intelligenz.

Stuart Sandeman:

Erst mal tief durchatmen

Dein Atemcoaching, um Stress abzubauen, Schmerzen zu lindern und Emotionen zu meistern

Leseprobe unter: www.vakverlag.de

Wir atmen rund 20.000-mal am Tag. Aber den wenigsten ist bewusst, welches Potenzial für unser Wohlbefinden darin steckt, wie wir atmen. Unsere Atmung ist nicht nur lebensnotwendig, sondern birgt auch eine transformative Kraft, die uns dabei hilft, die Kontrolle über Körper und Geist zurückzugewinnen. Stuart Sandeman präsentiert 40 einfache Übungen um Stress abzubauen, Schmerzen zu lindern und mit belastenden Emotionen umzugehen – mit Schritt-für Schritt-Anleitungen und anschaulichen Abbildungen.

344 Seiten, Klappenbroschur (15 x 21,5 cm)
ISBN 978-3-86731-276-9

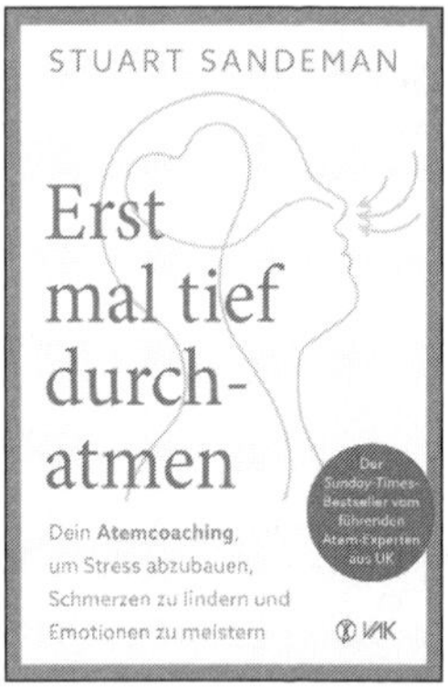

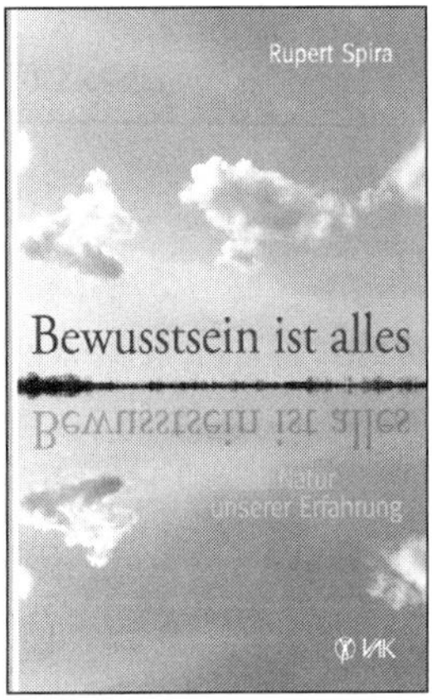

Rupert Spira:

Bewusstsein ist alles

Über die Natur unserer Erfahrung

Leseprobe: www.vakverlag.de

Dieses Buch bietet spirituell Interessierten einen neuen faszinierenden Ansatz, die Wirklichkeit zu erkunden. Rupert Spira lädt dazu ein, die Welt mit neuen Augen zu sehen – ganz von der eigenen Erfahrung ausgehend. Erfahrung meint er in einem radikalen Sinne, als „reine Erfahrung" ohne subjektive Wertungen, nicht verfälscht durch Interpretationen.
Mit einer Reihe von „Experimenten" lässt er seine Leser diese reine Erfahrung konkret erleben und das führt zu einem tiefgreifenden, erweiterten Verständnis von Erfahrung und Bewusstsein. Am Ende wird klar, dass es nur Bewusstsein gibt und nichts außerhalb von Bewusstsein.

336 Seiten, Hardcover (15 x 21,5 cm)
ISBN 978-3-86731-087-1

Chris Niebauer:

Kein Ich, kein Problem – ein Praxisbuch

Leseprobe unter: www.vakverlag.de

Das Ego bildet das Zentrum unserer Selbstdefinition. Unser Denken leitet uns durch unser Erleben der Welt, es ordnet, kategorisiert und bewertet. Das buddhistische Dogma des „Nicht-Selbst" lehrt, dass unser Ego nur durch den Prozess des Denkens entsteht und in Wirklichkeit gar nicht existiert. Trotzdem ist es die Wurzel all unserer Probleme. Erst wenn wir uns von unserem Ego lösen, können wir frei und glücklich leben. Erfahren Sie hier, mit welchen Tricks unser Ego uns im Griff hält und unsere Wahrnehmung lenkt und lernen Sie Tools, Übungen, Meditationen und Gedankenspiele kennen, die es uns ermöglichen, den Strategien unseres Ichs auf die Schliche zu kommen.

208 Seiten, Paperback (15 x 21,5 cm)
ISBN 978-3-86731-264-6

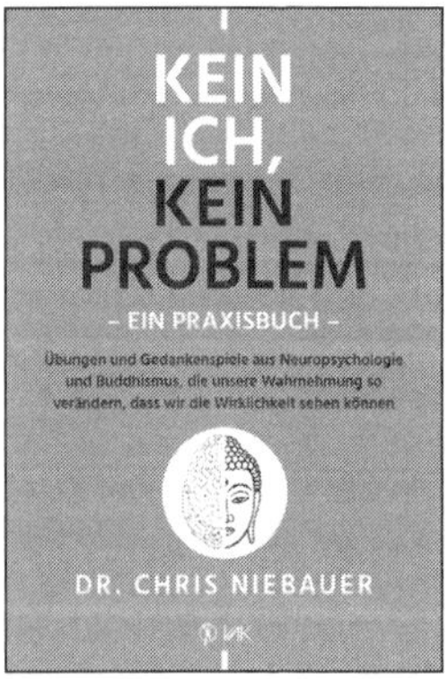

Bestellen Sie unsere kostenlosen Kataloge unter www.vakverlag.de